Demenz: Herausforderndes Verhalten verstehen

Monika Pigorsch

Demenz: Herausforderndes Verhalten verstehen

Für einen besseren Pflegealltag ohne Gewalt

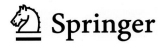 Springer

Monika Pigorsch
Düsseldorf Bilk, Deutschland

ISBN 978-3-662-70022-8   ISBN 978-3-662-70023-5   (eBook)
https://doi.org/10.1007/978-3-662-70023-5

Die Deutsche Nationalbibliothek verzeichnet diese Publikation in der Deutschen Nationalbibliografie; detaillierte bibliografische Daten sind im Internet über https://portal.dnb.de abrufbar.

(c) Pikselstock, Adobe Stock

Planung/Lektorat: Renate Eichhorn
Springer ist ein Imprint der eingetragenen Gesellschaft Springer-Verlag GmbH, DE und ist ein Teil von Springer Nature.
Die Anschrift der Gesellschaft ist: Heidelberger Platz 3, 14197 Berlin, Germany

Dieses Buch widme ich meinen Enkelkindern: Florine, Cosima und Rafael.

Ihr habt mich immer wieder gelehrt, demenzielles Verhalten besser zu verstehen. Als ihr klein wart, waren viele Nervenbahnen, Nervenzellen und Synapsen noch nicht ausgebildet, sodass Euer Verhalten oft dem der Menschen glich, die an einer Demenz erkrankt waren. Ihr konntet Tag für Tag dazulernen, was leider ein Mensch mit Demenz nicht mehr kann.

Ein besonders schönes Beispiel ist in diesem Zusammenhang Folgendes:
Meine 3-jährige Enkeltochter wollte mit einer Polaroidkamera fotografieren. Der erwachsene Elternteil wollte helfen, das Mädchen weigerte sich aber, Hilfe anzunehmen. Es weinte, schrie und war fassungslos, dass man ihr das Fotografieren nicht zutraute. Der Elternteil gab seine Hilfestellung auf und überreichte ihr die Kamera. Sie machte ein Foto, schaute nicht durch den Sucher und erwischte somit nur die Wand des Zimmers. Nun machte der Erwachsene ein Bild von dem gewünschten Objekt. Als das Mädchen nun ihr Bild sah (die verwackelte Wand), wurde sie erneut ärgerlich und schimpfte vor sich hin.

Hilfe anzunehmen ist eine kognitive und emotionale Leistung, die gewünscht oder unerwünscht sein kann.

Danksagung

Dieses Buch ist durch die vielen Fortbildungen zum Thema „Herausforderndes Verhalten und Gewalt in Einrichtungen der Altenpflege" entstanden. Viele Mitarbeitende und Angehörige haben mir ihr Vertrauen geschenkt und von belastenden Situationen berichtet. Ohne sie gäbe es das Buch nicht. Vielen Dank dafür!

Ganz besonders aber bedanke ich mich bei Uschi Hellmich, die mich auch bei diesem Buch wieder unterstützt hat. Als freie Journalistin gab sie mir viele hilfreiche Tipps.

Die eindrucksvollen Fotos sind von dem Fotografen Peter Wirtz, Dormagen, der sich in Pflegeeinrichtungen gut auskennt. Vielen Dank an Dich, Peter.

Ein weiterer Dank geht an Frau Eichhorn vom Springer Verlag für die Motivation und Initialzündung zu diesem Buch. Auch bei Frau Rajenthiran möchte ich mich für die gute Begleitung bedanken.

Zum Schluss noch ein Dankeschön an meinen Mann Martin, der immer ein offenes Ohr hatte und mir mit fachlichen Anregungen zur Seite stand.

Juli 2024   Monika Pigorsch

Einleitung herausforderndes Verhalten

Wenn Menschen mit einer Demenz wiederkehrende Verhaltensauffälligkeiten zeigen, die zu einer Belastung für Pflegende oder Personen in der Umgebung werden, wird das als herausforderndes Verhalten bezeichnet. Dazu gehört, dass sich Menschen nicht situationsgerecht, störend oder sozial auffällig verhalten. Unter „nicht situationsgerecht" werden wiederum die Verweigerung von Hilfsmaßnahmen, lautes Schimpfen oder ständiges Weg-, Hin- und Herlaufen angesehen.

Dies sind zunächst die gängigen Erklärungen. Ob sich eine Situation aber als „Herausforderung" darstellt, hat immer auch etwas mit den Beteiligten und den jeweiligen Lebenserfahrungen zu tun. Wenn ein Mensch mit Demenz mit dem Schlafanzug nach draußen gehen möchte und der Pflegende dies verhindern will, kommt es zu einer „Herausforderung" oder „Eskalation". Es gibt unterschiedliche Interessenlagen. Der demenziell Erkrankte möchte nach draußen (er hat auch oft einen Grund dafür) und der fürsorgliche Betreuende möchte den Anvertrauten schützen. „Eure Sorge fesselt mich" ist ein Film, der aufzeigt, dass „Festhalten" oder „Hindern" kein Mittel ist, um Sicherheit oder Empathie zu signalisieren.

Oft sind es auch die eigenen Wertvorstellungen, Ängste oder kulturellen Verhaltensideologien, die der Auslöser für „herausforderndes Verhalten" sind. Im Rahmen meiner Tätigkeit als Dozentin in Pflegeeinrichtungen war genau das in den letzten Jahren der Gegenstand vieler Fortbildungsanfragen.

Immer öfter kommt es zu verbalen oder handgreiflichen Übergriffen, die durch die Verkennung der Situation, Kontroversen oder aus dem Unverständnis des Pflegenden entstehen. Ältere Menschen fühlen sich nicht ernst genommen, sind hilflos und reagieren ängstlich-aggressiv. Mitarbeitende erleben diese bedrohlichen Situationen dann als so einschneidend, dass sie krank werden oder den Beruf wechseln. Auch sie wissen in ihrer Hilflosigkeit nicht, wie sie diesem herausfordernden Verhalten entgegentreten können. Sie erwarten oftmals Rezepte, die es aber nicht geben kann, da jede Situation und jeder Mensch individuell sind und eigene Verhaltensweisen erfordern. Fortbildung allein kann auch nicht den gewünschten Effekt bringen; eine Änderung der inneren Haltung muss erfolgen, damit es zu weniger oder keinem herausfordernden Verhalten mehr in der Einrichtung kommt. Eine Verbesserung der Stimmung ist durch veränderte, organisatorische Maßnahmen und neue Sichtweisen möglich. Dies kann nur im Einvernehmen mit den Leitungen, den Mitarbeitenden und den Angehörigen erreicht werden.

Menschen mit Demenz sind nicht in der Lage, für ihr Wohlbefinden zu sorgen, oftmals können sie ihre Forderungen auch nicht artikulieren. Sie sind auf empathische Menschen angewiesen, die sie kennen und die für ihre Wünsche nach Sicherheit und Geborgenheit eintreten. Der „Expertenstandard Demenz" (2018) zeigt deutlich auf, dass die menschliche Zuwendung eine der Voraussetzungen ist, um herausforderndes Verhalten zu minimieren. Roboter können diese elementaren Bedürfnisse nicht befriedigen – Menschen mit Demenz benötigen die persönliche Ansprache, sie wollen gesehen werden, sie erfahren Sicherheit durch wertschätzende Kontakte.

Mitarbeitende aus allen Bereichen der Pflege fragen sich: Wie geht es weiter, wenn aus Personalnot die Pflege und Betreuung nur noch nach organisatorischen und effizienten Überlegungen gestaltet wird? Gespräche zeigen, dass viel Zeit und Engagement aufgebracht werden, um eine qualitativ hochwertige Pflege und Betreuung zu gewährleisten. Ich höre aber auch die Enttäuschung über Anordnungen, die getroffen werden, um die Strukturen noch effizienter zu gestalten, und die dabei die Selbstbestimmung von pflegebedürftigen Menschen missachten. Gute Pflegekonzepte, wie sie im Kap. 9 beschrieben werden, geben Anhaltspunkte, wie Qualität zu gewährleisten ist.

In der Pflege, speziell die älterer Menschen, zu arbeiten, ist für viele junge Menschen kein attraktiver Job. Die vielen verschiedenen Schichten, die unzuverlässigen arbeitsfreien Zeiten, das „Einspringen-müssen" bei Krankheit oder einem Ausfall im Kollegenkreis – das alles führt zu einem schlechten Gesamtbild der Pflegeeinrichtungen. Oft würde ich mir wünschen, dass die Mitarbeitenden selbst ihren Beruf interessant und anziehend darstellen würden. In kaum einer Berufssparte gibt es einen solch abwechslungsreichen Tagesverlauf wie in der Pflege. Das Wissen über menschliche Verhaltensweisen und den Umgang damit lernt man hier ausführlich kennen und gewinnt damit Einsichten für die eigene Lebensführung. Durch Teamgespräche, Fallbesprechungen etc. erfährt man auch viel über sich selbst und reflektiert die eigene Kommunikation und das eigene Handeln.

Zudem wollen gerade junge Menschen eine Sicherheit in ihrer Work-Life-Balance. Also müssen Wünsche nach Arbeitszeiten, gerade in der Pflege, berücksichtigt werden.

Gleichzeitig fordert der Umgang mit psychisch erkrankten Menschen, die unter Depressionen, Psychosen oder Demenz leiden, immer mehr Verständnis für die Krankheitsbilder aus dem psychiatrischen Bereich. Wiederkehrende Schulungen sind nötig, das Wissen auf dem aktuellen Stand zu halten, damit die schwierigen Alltagssituationen mit Einfühlungsvermögen gemeistert werden können.

Fortbildungen schaffen eine Verhaltensänderung und neue Erkenntnisse bei den Mitarbeitenden hin zu mehr Mitbestimmung und Empowerment. Der erkrankte Mensch erfährt so, dass er ernst genommen wird und seine Bedürfnisse und Wünsche an die Behandlung berücksichtigt werden. Ebenso wird durch eine Veränderung im Organisationsablauf, der sich wieder mehr auf die Individualität des Erkrankten bezieht, eine größere Mitarbeiterzufriedenheit erreicht. Verbände, Vorstände und Leitungen sind hier gefragt.

Im Text wird immer wieder der „Expertenstandard Demenz, Beziehungsgestaltung in der Pflege von Menschen mit Demenz" erwähnt. Er wird herausgegeben vom Deutschen Netzwerk für Qualitätssicherung in der Pflege und stammt aus dem Jahre 2018, in dem die Hochschule Osnabrück untersuchte, welche Form der Beziehungsgestaltung, welche Angebote und welche Umweltbedingungen sich positiv auf die Lebensqualität von Menschen mit Demenz auswirken.

Gewaltsame Situationen in Pflegeeinrichtungen betreffen definitionsgemäß ältere Menschen, die ihr Handeln noch steuern können. Nicht wertschätzende Verhaltensweisen in Pflegeeinrichtungen werden hingegen als „strukturelle Gewalt" bezeichnet, weil die Individualität des Menschen nicht gewahrt wird und so gehandicapte Menschen nicht adäquat versorgt werden.

Johan Galtung, Friedensforscher, erklärt, dass wenn grundlegende menschliche Bedürfnisse nicht beachtet oder herabgesetzt werden, es zu aggressiven Handlungen kommen kann (Galtung, 2007).

Die WHO (2002) beschreibt es so:

„Unter Gewalt gegen ältere Menschen versteht man eine einmalige oder wiederholte Handlung oder das Unterlassen einer angemessenen Reaktion im Rahmen einer Vertrauensbeziehung, wodurch einer älteren Person Schaden oder Leid zugefügt wird."

Die dritte Variante, in der sich Gewalt in diesem Bereich ausdrücken kann, ist die kulturelle Nichtbeachtung von Handlungen und Äußerungen, die rassistisch sind oder einzelne Gruppen diffamieren.

Somit ist Gewalt nicht nur eine zwischenmenschliche Handlung, sondern kann in allen drei genannten Formen in Pflegeeinrichtungen auftreten.

Der Vollständigkeit halber sei hier noch erwähnt, dass es auch die Gewalt gibt, die von Pflegenden und betreuenden Mitarbeitenden ausgeht, die aber in diesem Buch nicht behandelt wird.

Inhaltsverzeichnis

1

Wie zeigt sich herausforderndes Verhalten im Alltag?

Der Ablauf am Morgen in einer Pflegeeinrichtung, aber manchmal auch zu Hause, gleicht einer immer wiederkehrenden Routine. Aufstehen, zur Toilette gehen usw. Dennoch kann diese morgendliche Abfolge von Familie zu Familie sehr unterschiedlich sein. Es gibt Langschläfer, Frühaufsteher, Menschen, die im Schlafanzug frühstücken oder nur Kaffee trinken. In einer Pflegeeinrichtung soll nun der persönliche Routineablauf (oftmals seit 80 Jahren oder mehr) der Effizienz der Einrichtung untergeordnet werden.

Das Biegsame besiegt das Harte, das Schmiegsame besiegt das Starke.
Wenn die Mitarbeitenden nicht auf die Wünsche der dort lebenden Menschen eingehen und sich kompromissbereit zeigen, wird die Bereitschaft, Pflegehandlungen zuzulassen, gering sein.

1.1 Verweigerung von Pflegehandlungen

„Es ist nicht selbstverständlich, sich als erwachsener Mensch von anderen pflegen zu lassen!"

© Der/die Autor(en), exklusiv lizenziert an Springer-Verlag GmbH, DE, ein Teil von Springer Nature 2024
M. Pigorsch, *Demenz: Herausforderndes Verhalten verstehen*,
https://doi.org/10.1007/978-3-662-70023-5_1

> **Beispiel**
>
> Herr M. war Abteilungsleiter in einer großen Firma. Er gab Anweisungen und achtete auf deren Einhaltung und Durchführung. Heute soll er sich von der Pflegemitarbeiterin die Haare waschen lassen. Durch seine Demenzerkrankung versteht er nicht, was die Mitarbeiterin von ihm will und poltert los: „Was soll das hier? Ich bin doch kein kleines Kind, lassen Sie mich in Ruhe!"

Herr M. fühlt sich in seiner „Mannesehre" und in seiner Persönlichkeit angegriffen. Durch mangelnde Krankheitseinsicht kann er nicht erkennen, dass er nun Hilfe in Anspruch nehmen muss. Gerade Menschen, die im Leben eine dominierende Rolle eingenommen oder sich generell dominant verhalten haben, können oftmals schlecht Hilfe annehmen.

Mögliche Strategien, um eine Eskalation zu verhindern:

- Sich Zeit nehmen.
- Eine vertrauensvolle Beziehung aufbauen, die Herrn M. Sicherheit gibt.
- Jeden einzelnen Schritt erklären.
- Herrn M. um Hilfe bitten.
- Ihn die Vorgaben machen lassen.
- Auf seine herausragende berufliche Stellung eingehen.

Alle Menschen wünschen sich einen guten Start in den Tag. Ist diese erste Hürde genommen, gestaltet sich der weitere Ablauf leichter. Dem zu Betreuenden sollten daher Wahlmöglichkeiten gegeben werden. Diese sollte immer nur zwei Möglichkeiten beinhalten:

> **Beispiel**
>
> „Möchten Sie heute eine Hose oder einen Rock anziehen?"
> „Wollen Sie die schwarzen oder die braunen Schuhe anziehen?"
> „Möchten Sie erst Kaffee trinken oder sich erst anziehen?"

So fühlt sich der Mensch mit Demenz ernst genommen und wertgeschätzt. Er hat nicht das Gefühl, dass über ihn bestimmt wird.

Körperpflege

Das Thema Duschen ist für viele Menschen problematisch. Kindheitserinnerungen oder belastende Ereignisse haben „Wasser" und Reinigungsrituale ggf. zu angstbesetzten Themen gemacht.

Beispiel

Herr H. lehnt es ab, das Badezimmer zu betreten. Er wehrt sich mit Händen und Füßen, gestikuliert laut und ist schwer zu beruhigen. Der Pflegende nimmt das Verhalten ernst und lässt sich in der nächsten Woche viel Zeit, um eine gute, vertrauensvolle Bindung zu Herrn H. aufzubauen. In der Zwischenzeit wird Herr H. mithilfe einer Waschschüssel im Zimmer gewaschen. Nach zwei Wochen erklärt sich Herr H. bereit, mit dem Pflegenden in die Dusche zu gehen. Als beide unter der Dusche stehen, bemerkt der Pflegende die Nummer, die auf dem Arm von Herrn H. eintätowiert ist. Offensichtlich war er in einem Konzentrationslager. Nun wird das Verhalten verständlich.

Beispiel

Frau S. will sich nicht waschen lassen. Durch viel Empathie gelingt es einer weiblichen Pflegefachkraft, zu Frau S. ein vertrauensvolles Verhältnis aufzubauen. Als Frau S. sich nun auszieht, um die Körperpflege zuzulassen, erkennt die pflegende Person, dass der gesamte Körper mit Warzen bedeckt ist. Frau S. ist alleinstehend und hat sich aus Scham niemandem zeigen wollen.

Menschen mit oder ohne Demenz haben vielfach Gründe, warum sie keine Hilfe annehmen wollen. Als Erwachsener eine Hilfestellung durch einen anderen Menschen zuzulassen, ist eine Sache, die in der Regel niemandem leichtfällt. Das Selbstwertgefühl und die Autonomie sind gefährdet. Es braucht viel Mut, um pflegende Dienstleistungen zu akzeptieren.

Tipp

Es hilft, wenn Sie immer wieder deutlich machen,

- dass nichts getan wird, was das Gegenüber nicht möchte.
- dass Sie verstehen können, dass es nicht leicht ist, Hilfe anzunehmen.
- dass der Hilfesuchende noch etliche Möglichkeiten hat, eigenständig zu handeln.

Die morgendliche Pflege sollte nicht unter Zeitdruck stattfinden, da es sonst durch den wahrgenommenen Stress schnell zu Verweigerungshandlungen kommen kann. Selbst wenn ein Arzttermin oder Ähnliches geplant ist, ist ausreichend Zeit wichtig, damit es nicht zu herausforderndem Verhalten kommt.

> **Beispiel**
>
> Frau Z. liebt ihre Enkelkinder über alles. Wenn sie zu Besuch kommen, lässt sie sich gerne pflegen, damit die Gäste einen guten Eindruck haben. Ansonsten liebt sie das morgendliche Reinigungsritual nicht so sehr.

Geduld

Hier ist oftmals Geduld gefragt, die sich aber im Nachhinein immer auszahlt. Wer im Moment der Körperpflege gelassen ist, braucht später nicht die aufgebauten Widerstände mühsam wieder abzubauen.

Kleidung

Mitarbeitende wie auch pflegende Angehörige möchten gerne einen demenziell erkrankten Menschen präsentieren, der auch gepflegt aussieht. Für Menschen mit Demenz ist dieser Wunsch nicht nachvollziehbar. Der Pullover mit Flecken ist warm und kuschelig und wird gerne immer noch angezogen. Das Bedürfnis nach äußerlicher Korrektheit weicht dem Bedürfnis nach „Der Pullover ist noch gut, der braucht nicht in die Wäsche!"

Prioritäten setzen

Hier gilt es, Prioritäten zu setzen: Lohnt es sich, um den Pullover zu streiten, wenn man nicht außer Haus geht, oder lässt man das Bedürfnis des Erkrankten gelten? Vielleicht gibt es wichtigere Dinge (wie Medikamente), wo ein „Sich-durchsetzen" nötig ist.

Wichtig ist, die Ressourcen und Eigenständigkeit der Menschen mit Demenz zu berücksichtigen. Wer sich selbst noch anziehen kann, sollte das auch tun dürfen. Sicherlich geht es mit Unterstützung schneller, aber ist hier Schnelligkeit gefragt?

Wenn das Anziehen noch möglich ist, werden alle Kleidungsstücke der Reihe nach auf das Bett gelegt, damit der Mensch mit Demenz sich selbst anziehen kann. Das gibt Freiräume für andere Tätigkeiten, selbst wenn diese Handlung **lange** dauert. Wenn nicht alles in der richtigen Reihenfolge zusammengestellt ist, stellt sich wieder die Frage, ob eine Korrektur notwendig ist.

> **Tipp**
>
> Wichtig ist,
>
> - den Menschen mit Demenz für seine Mitarbeit zu loben.
> - die Selbstständigkeit hervorzuheben.
> - eventuell auch auf eine Besonderheit des Tages hinzuweisen.

1.2   Verweigerung von Inkontinenzmaterial

„Der Intimbereich geht niemand etwas an!"

Inkontinenzmaterial zu benutzen, ist für etliche Menschen (aber ganz besonders für Männer) sehr schwierig. Es ist mit viel Scham und dem Gefühl, kein richtiger Mann bzw. keine richtige Frau mehr zu sein, behaftet, dass es durchaus vorkommen kann, dass Menschen nicht mehr aus dem Haus gehen, wenn sie inkontinent sind. Frauen ertragen es oft noch leichter, da sie durch die Menstruation an Hilfsmittel dieser Art gewöhnt sind. Aber auch hier kann es zu heftigen Widerständen kommen.

> **Beispiel**
>
> Frau A., 60 Jahre alt, ist an einer frontotemporalen Demenz erkrankt. Sie leidet an einer Harninkontinenz und soll als Hilfsmaßnahme eine Einlage tragen. Frau A. wehrt sich immens gegen die Einlage und wirft sie kurzerhand immer wieder aus der Hose, wenn sie zur Sicherheit dort eingelegt ist. „Ich bin doch noch jung und brauche das nicht!", ist die Erklärung für ihr Verhalten. Als neue Maßnahme wird mit Frau A. ein Toilettentraining durchgeführt, was dann auch überwiegend funktioniert.

Der Intimbereich ist für alle Menschen ein Teil des Körpers, der in der eigenen Zuständigkeit steht. Es ist **nicht normal,** dass ein Fremder, eines der eigenen Kinder (früher zeigten sich die Eltern in der Regel nicht nackt gegenüber den Kindern) oder der eigene Mann/die eigene Frau hier die Kontrolle übernimmt. Es löst das Gefühl der Scham aus. Es ist beschämend, diese Funktionen des eigenen Körpers nicht mehr selbst kontrollieren zu können. Um hier Hilfe anzunehmen, braucht es viel Vertrauen und Sensibilität.

Wichtig ist:

- Nehmen Sie sich Zeit.
- Versuchen Sie herauszufinden, was es dem Menschen so schwer macht, Hilfe anzunehmen.
- Überlassen Sie ihm die Kontrolle, welches Hilfsmittel er nehmen möchte.
- Geben Sie ihm Hilfsmittel an die Hand (z. B., wie er sich bemerkbar machen kann, wenn er Hilfe benötigt).
- Probieren Sie verschiedene Szenarien aus.
- Loben Sie, wenn die Aktion erfolgreich war.

In einem Fall führte die Scham einer Bewohnerin zum Beispiel zu einem gesundheitsgefährdenden Verhalten. Sie hasste ihre Ausscheidungen so sehr, dass sie Urin wie auch Kot zurückhielt. Dies führte zu einem Darmverschluss, der zu einem Krankenhausaufenthalt führte. Aus ihrer Biografie wurde deutlich, dass sie in Kindertagen mit einer strengen Reinlichkeitserziehung gequält worden war. Die Demenz kann aber auch dazu führen, dass Menschen die Toilette nicht mehr finden oder vergessen haben, wozu eine Toilette da ist.

Beispiel

Eine Einrichtungsleitung ruft entsetzt an und erzählt: „Wir haben gerade unser Foyer neu gestrichen und gestaltet, und nun gibt es einen Bewohner, der immer in eine Ecke uriniert." Bei Nachfragen stellt sich heraus, dass in dieser besagten Ecke ein großer Ficus platziert ist, der in den Augen des Bewohners ein Baum ist, an dem er seine Notdurft verrichten kann. Im Gegensatz zu heute, wo es mehr Toiletten im öffentlichen Raum gibt, war es früher nicht verpönt, an einem Baum zu urinieren.

Der Ficus wird aus dem Foyer entfernt und der Mann erleichtert sich hier nun nicht mehr.

Menschen mit Demenz gehen in die Vergangenheit zurück. Ihre Erfahrungen bestimmen ihr Handeln. Für viele ältere Menschen ist es auch heute noch unverständlich, warum sie jeden Tag eine neue Unterhose anziehen sollen. Früher wurde nur einmal in der Woche gewaschen und man hatte nicht zwanzig Unterhosen im Schrank zur Verfügung. Es musste gehaushaltet werden, da die „große Wäsche" mühsam und zeitraubend war. Das zeigt sich auch darin, dass alte Menschen mit oder ohne Demenz das Inkontinenzmaterial auf die Heizung legen, um es nach dem Trocknen noch einmal zu benutzen.

Jungen, pflegenden Mitarbeitenden fällt es nicht immer leicht, sich in die Beweggründe von demenzkranken Menschen hineinzuversetzen. Sie können sich nicht vorstellen, dass es eine Zeit gegeben hat, in der man an allem sparen musste. Hier ist das Nachlesen der Zeitgeschichte und der Biografien der zu betreuenden Personen ein wichtiger Schlüssel, um bedürfnisorientiert zu pflegen.

In der Demenz kann es zudem auch immer wieder zu Verkennungen in dem Sinne kommen, dass der an Demenz erkrankte Mensch ein Verhalten der Pflegenden falsch einschätzt.

Beispiel

Herr K., 75 Jahre alt, wird mit Inkontinenzmaterial versorgt. Auch während der Nacht ist dies notwendig, um einem Dekubitus vorzubeugen. Dies ist aber nicht möglich, da Herr K. immer wieder die Nachtwache schlägt, da er die Situation im Schlaf verkennt. Der demenziell erkrankte Mann vermutet, dass die weibliche Pflegende mit seinen Genitalien spielen will. Zum Schutz der Mitarbeiterin wird die Versorgung auf ein Minimum beschränkt.

Ebenso kann die Versorgung (z. B. Waschen oder Cremen im Intimbereich) zu unerfüllten Wünschen führen. Da in der fortschreitenden Demenz der Verhaltenskodex keine Rolle mehr spielt, werden triebgesteuerte Wünsche unmittelbar geäußert und eingefordert.

Beispiel

Frau S., 65 Jahre alt, findet das Waschen in ihrem Intimbereich sehr angenehm und fordert den Pflegenden auf, dies doch ausgiebiger und mit einem leichten Druck auszuüben. Der Mitarbeiter ist sehr irritiert und wendet sich beschämt ab.

Ebenso können auch alte Traumata durch Vergewaltigungen, Missbrauch, Schwangerschaftsabbrüche etc. dazu führen, dass der Pflegende jegliche Versorgung des Intimbereichs ablehnt oder mit Schlagen, Weinen oder Schimpfen reagiert.

Pflege des Intimbereichs

Gut zu wissen:

- Es ist nicht selbstverständlich, dass ein Erwachsener sich von anderen Menschen pflegen lässt.
- Es gehört viel Vertrauen dazu, eine Pflege im Intimbereich zuzulassen.
- Vielleicht ist es in der Vergangenheit zu Übergriffen in diesem Bereich gekommen.
- Scham kann auch ein Grund einer Verweigerung sein.
- Vielleicht ist es notwendig, dass eine gleichgeschlechtliche Person die Pflegemaßnahme durchführt.

Die Versorgung der Menschen mit Inkontinenzmaterial ist ein großes, oftmals auch ein teures und viel diskutiertes Thema in Pflegeeinrichtungen. Da es für jeden Bewohner einen Pauschalbetrag (16,00 bis 32,00 €) gibt und die Einlagen oder Pants unterschiedliche Preise haben, muss die Versorgung individuell angepasst werden. Man geht davon aus, dass das Inkontinenzmaterial 4- bis 5-mal am Tag gewechselt werden muss, wenn kein besonderer Bedarf besteht. Bedenkt man, dass eine Pants (ein Höschen, das ein demenziell erkrankter Mensch unter Umständen noch alleine handhaben kann) 1,10 € kostet, wird deutlich, dass die Inkontinenzversorgung in der Pflegeeinrichtung einen großen Stellenwert einnimmt.

1.3   Verweigerung von Essen und Trinken

Das Essen soll zuerst das Auge erfreuen und dann den Magen. (Johann Wolfgang von Goethe)

Das Essen ist in Pflegeeinrichtungen ein großes Thema, wobei Menschen mit Demenz auch hier benachteiligt sind. Da sie ihre Wünsche nicht artikulieren können, sind es oftmals die Angehörigen, Menschen in der Küche oder die Heimleitung, die den Essensplan zusammenstellen. Sie entscheiden, was eine altersgerechte Kost ist, welche Nährstoffe enthalten sein müssen und wie die Versorgung aussieht.

Es ist bekannt, dass Menschen mit Demenz vor allem süße Speisen bevorzugen: Kaiserschmarrn, Grießbrei, Puddingsuppen und Pfannkuchen sind beliebte Gerichte, bei denen auch demenziell Erkrankte wieder richtig Genuss am Essen erleben. Abgelehnt wird bei fortgeschrittener Demenz der übliche Sonntagsbraten, das Schnitzel (s. u.) oder eine trockene Rinderroulade. Da Pflegeeinrichtungen oft den Charakter eines Hotels oder einer Residenz haben sollen und Angehörige von nicht betroffenen Bewohnern oder der Heimbeirat wie auch der Medizinische Dienst der Krankenkassen Speisepläne nach der Vielfalt der Gerichte beurteilen, sind diese einfachen, süßen Gerichte nicht „vorzeigbar". Hinzu kommt, dass auch der ältere Mensch nach neuesten ernährungswissenschaftlichen Erkenntnissen versorgt werden soll. Das bedeutet u. a. nicht so kalorienreich, mit viel Gemüse (auch in Form von Rohkost) und wenig Zucker.

Beispiel

Frau W., 65 Jahre alt, im Anfangsstadium einer Demenz, sitzt weinend im Speisesaal beim Frühstück. Auf Nachfrage erzählt sie: „Der Pfleger F. hat mir mein Honigbrötchen weggenommen und gesagt, ich sei zu dick! Stattdessen soll ich jetzt das Wurstbrötchen essen!" Eine unsinnige Maßnahme, da das Wurstbrötchen ebenso viele Kalorien hat wie das mit Honig. Frau W. darf ihr Honigbrötchen selbstverständlich weiteressen.

Schluckbeschwerden

Wenn Essen Genuss sein soll, dann muss berücksichtigt werden, was ältere Menschen gerne essen und was sie essen können. Aufgrund der Demenzerkrankung kann es z. B. zu Schluckbeschwerden (Dysphagie) kommen. Nahrungsmittel können nicht mehr gut heruntergeschluckt werden. Aufgrund schlechter Erfahrung kann die Angst hinzukommen, sich zu verschlucken. Deshalb ist Essen oftmals eine Aufgabe, die viel Konzentration erfordert und auch für Pflegende eine Herausforderung darstellt.

Fünf typische Symptome für Schluckbeschwerden sind:

- Husten und Räuspern
- Häufiges Verschlucken beim Essen und Trinken
- Speichel oder Nahrung läuft aus dem Mund
- Geräusche beim Schlucken
- Nahrung wird auch beim Schlucken nicht vollständig in die Speiseröhre transportiert

Tipp

Das hilft bei Schluckbeschwerden:

- Aufrechte Haltung beim Essen
- Andicken von Flüssigkeiten (Apotheke)
- Genügend Zeit und genaue Beobachtung, ob die Menge wie auch der Schluckvorgang bewältigt werden können
- Positionsunterstützung des Oberkörpers in eine aufrechte Lage bei bettlägerigen Menschen, auch noch für eine kurze Zeit nach der Flüssigkeits- und Nahrungsaufnahme
- Ergotherapeutische Maßnahmen

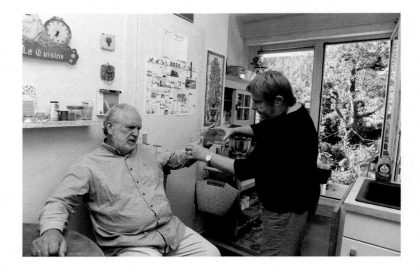

Ein Schnitzel ist selbst für Menschen, die gute Zähne haben, je nachdem wie es gebraten wurde, eher eine mühevolle Zerkleinerungsarbeit als ein Genuss. Es muss gut gekaut und mit reichlich Spucke angereichert werden. Menschen mit Demenz haben große Schwierigkeiten, diese Aufgabe zu bewältigen. Sie kauen zwar, aber transportieren dann unter Umständen die nicht zu schluckenden Teile in ihre Backentaschen. Umsichtige Pflegemitarbeitende müssen während des Essens dann immer wieder diese gesammelten Nahrungsmittel aus den Mundtaschen ausräumen. Manche der älteren Menschen finden eigene Möglichkeiten, um sich vor dem Verschlucken zu schützen. Sie spucken das Essen oder Teile aus.

Beispiel

Frau T., 85 Jahre alt, nimmt ein Stück „Wiener Würstchen" in den Mund, kaut das Innere und spuckt die Pelle anschließend auf den Teller. So verfährt sie mit der gesamten Wurst.

Beispiel

Herr F. versucht, den Schweinebraten zu zerkauen. Schnell merkt er, dass das Fleischstück trocken ist. Er spuckt es aus und stellt das Essen ein.

Beispiel

Frau S. hat bisher immer gerne gegessen. Seit zwei Tagen verweigert sie jede Nahrung. Die Mitarbeitenden können nicht ergründen, warum sie das macht. Bei der Abendpflege sieht eine Pflegekraft während des Zähneputzens zufällig, dass der Rachenraum völlig vereitert ist. Die Bewohnerin konnte aufgrund der Demenz ihre Schmerzen nicht erklären und stellte als Konsequenz das Essen ein.

Beispiel

Frau T. sortiert während des Essens die einzelnen Komponenten sehr genau. Sie stochert zwischen Fleisch, Kartoffeln und Gemüse, um harte Stücke auszusortieren. Dankbar ist sie, wenn sie Pudding oder Suppe als Alternative bekommt.

Essen bei Menschen mit Demenz zu begleiten, ist eine sehr verantwortungsvolle Aufgabe. Eine genaue Beobachtung des Verhaltens kann Aufschluss darüber geben, was die betroffenen Menschen brauchen, um das Essen gut einnehmen zu können. Erschwerend kann auch ein gestörtes Ess- und Trinkverhalten hinzukommen. Menschen mit Demenz haben unter Umständen kein Sättigungsgefühl mehr und ständig Hunger. Nicht selten wird dann Mitarbeitenden oder Angehörigen mitgeteilt, dass sie nicht genug zu essen bekommen würden.

> **Beispiel**
>
> Herr J., 87 Jahre alt, läuft nach dem Mittagessen über den Flur der Pflegeein-
> richtung und beklagt sich laut und bitterlich, dass er nichts zu essen bekommen
> habe. Schon nach einer Viertelstunde hat er vergessen, dass er gerade an einer
> Mittagsmahlzeit teilgenommen hat. Der Versuch, Herrn J. davon zu überzeu-
> gen, dass er bereits etwas zu essen hatte, scheitert. Es ist unwahrscheinlich, dass
> Herr J. noch zu einer Einsicht kommt. Erst als eine Mitarbeiterin ihm eine Ba-
> nane anbietet, beruhigt er sich.

Diabetes mellitus

Demenzerkrankte mit Diabetes mellitus leiden oftmals an Heißhunger. Für
sie ist es besonders schwer, dass sie „das zweite Stück Kuchen" nicht bekommen oder sich auch bei süßen Speisen zurückhalten müssen. Hier ist voraus-
schauendes Denken wichtig.

Vier Tipps für den Umgang mit Diabetikern:

- Geben Sie den an Demenz erkrankten Diabetikern zuletzt ihren Kuchen,
  sonst ist er bereits aufgegessen, wenn die anderen gerade angefangen
  haben.
- Schneiden Sie den Kuchen in kleinere Stücke.
- Tragen Sie die Kuchenplatte aus dem Zimmer, wenn jeder seinen Kuchen hat
  („Aus den Augen, aus dem Sinn.").
- Bieten Sie Demenzerkrankten mit Diabetes mellitus verstärkt Nahrungsmittel an, bei denen der Blutzuckeranstieg langsam erfolgt (Obst, Nüsse, Gemüse).

Essensverweigerung

Herausfordernd ist es, wenn Menschen mit Demenz nicht verstehen,
warum sie essen und trinken sollen, obwohl sie nicht hungrig sind. Dabei
ist Essen nicht nur für die bloße Nährstoffzufuhr wichtig. Botenstoffe
(wie Dopamin) werden ausgeschüttet, die die Stimmungslage verbessern.
Ebenso werden im Gehirn Prozesse in Gang gesetzt, die neue Nervenzellen
aktivieren.

Beispiel

Das Frühstück mit Frau G. wird jeden Morgen zu einer Geduldsprobe für die Mitarbeitenden. Frau G. macht nur selten und unwillig den Mund auf, um von ihrem Brot abzubeißen. Erst, wenn man ihr erklärt (sie ist auf einem Bauernhof groß geworden), dass bereits alle Tiere versorgt sind, isst sie ein kleines Stück von dem gereichten Brot. Manchmal kann man sie auch durch lustige Lieder oder Witze erreichen. Dann lacht sie und isst ein wenig. Die Gelassenheit der Mitarbeiter ist hier ausschlaggebend.

Tipp

- Finden Sie die Vorlieben des zu Betreuenden heraus.
- Gestalten Sie die Nahrung kreativ, z. B. durch lachende Gesichter aus Gurke oder Tomate auf dem Brot.
- Bieten Sie kleine Portionen an.
- Üben Sie Gelassenheit. Es geht nicht schneller, wenn Sie drängeln.
- Biografische Daten können helfen. Vielleicht hat der Erkrankte z. B. auch früher schon nicht gefrühstückt.
- Kontrollieren Sie das Gewicht wöchentlich.

Umgebungsbedingungen

Erfahrungen zeigen, dass es im Speisesaal während des Essens häufig immer noch zu laut und zu hektisch ist. An Demenz Erkrankte sind leicht ablenkbar und können Handlungen, wie den Löffel zum Mund führen, nur mit viel Konzentration durchführen. Werden sie bei dieser Handlung gestört (durch z. B. die Medikamentengabe oder durch ein Gespräch), passiert es leicht, dass sie den Löffel hinlegen und das Essen einstellen. Allerdings betont der Expertenstandard Demenz (2018), dass **leise Hintergrundmusik** dazu führt, dass sich agitiertes (also angespanntes, unruhiges) Verhalten und Bewegungsdrang verringern und in der Folge mehr Kalorien aufgenommen werden. Auch Schreien oder Schimpfen können durch leise Musik reduziert werden.

Menschen lieben es in der Regel, in einem **schönen Ambiente** zu essen. Demenzerkrankten hilft zusätzlich farbiges Geschirr als Orientierung, da es sich von den Speisen oder der Tischdecke abhebt und einen höheren Aufforderungscharakter zur Nahrungsaufnahme hat (Expertenstandard, 2018). Auch über ein Lichtkonzept im Speisesaal sollte nachgedacht werden. Durch schlechtes Sehen, grauen Star, verschwommene Wahrnehmungen und mangelnde Orientierung wird herausforderndes Verhalten deutlich verstärkt. Es kommt zu mehr Stürzen, zur Mangelernährung und Weglauftendenzen (TUM, 2012).

Die **Bewegungsfreiheit** ist ein ureigenes Bedürfnis jedes Menschen. Aufenthaltsräume, Restaurants oder Speiseräume, die Rollstuhlfahrern nicht die Möglichkeit bieten, sich selbstständig fortzubewegen, können zur Unruhe und zu Streitigkeiten zwischen den Anwesenden führen.

Demenzerkrankte fühlen sich zudem in einer **familiären Umgebung** wohl. Kleine Tischeinheiten und überschaubare Mahlzeiten machen das Essen zu einem Höhepunkt in der Tagesstruktur. Werden die einzelnen Gänge nach und nach serviert, kommt es zu keiner Überforderung. Große Portionen schrecken ab. Mit der Zeit können Bedürfnisse und Vorlieben deutlich werden.

Vor 20 Jahren gab es vielfach in Einrichtungen das **„therapeutische Essen".** Mitarbeitende aus der Pflege oder dem sozialen Bereich nahmen die Mahlzeiten mit den Hausbewohnern gemeinsam ein. Sie konnten so Ressourcen fördern oder motivierend zum Essen auffordern. Natürlich verlangt auch diese Aufgabe die innere Haltung, Menschen mit Demenz das Essen genussvoll gestalten zu wollen.

> **Tipps**
>
> Wie es nicht sein sollte..., eine Küchenleitung erzählt:
> „Auch wir hatten in unserem Haus den therapeutischen Mittagstisch. Wir haben diese Maßnahme eingestellt, nachdem Mitarbeitende nur dann am Essen teilnahmen, wenn es ihre Lieblingsspeisen gab."

> **Wichtige Aspekte bei der Gestaltung des Essens**
>
> Zusammengefasst lässt sich sagen:
>
> - Die familiäre Atmosphäre ist für demenzerkrankte Menschen hilfreich und wichtig.
> - Der „therapeutische Mittagstisch" gibt viel Sicherheit und das Gefühl, aufgehoben zu sein in einem Kreis von Menschen, zu denen man gehört.
> - Das Ambiente ist wichtig, wird aber häufig durch eine Einschränkung der Bewegungsfreiheit überschätzt.
> - Persönliche Bedürfnisse, Vorlieben, Autonomie und eigene Entscheidungen treffen zu dürfen, verhindern herausforderndes Verhalten.
> - Die Lichtquellen sind wichtig, um eine Orientierung zu ermöglichen und Situationen richtig einschätzen zu können.
> - Eine ruhige Hintergrundmusik hat positive Effekte, wenn andere Störungen weitgehend ausgeschaltet werden.

1.4 Horten

Wovon wollen wir leben, wenn wir nicht beizeiten sammeln? (Heinrich von Kleist)

Mit Horten bzw. Hortung ist das Sammeln von Nahrung oder Gegenständen gemeint, die man im Moment nicht benötigt, aber für Zeiten zurücklegen möchte, in denen die Verfügbarkeit eingeschränkt sein könnte. Die überwiegende Anzahl der Menschen in Pflegeeinrichtungen hat noch Kriegstage oder Nachkriegstage erlebt. Diese Zeit war geprägt durch einen Mangel und nicht durch den Überfluss, den man heute in den Lebensmittelregalen der Supermärkte vorfindet. Oftmals haben sie Zeiten erlebt, in denen Nahrungsmittel beschränkt waren und der Hunger zum Alltag gehörte. In den Nachkriegstagen wurde viel Zeit damit verbracht, Nahrungsmittel zu beschaffen und für „schlechtere Zeiten" aufzusparen. Ebenso wurden Waren gesammelt, um sie in Notzeiten gegen Nahrung eintauschen zu können. Man denke an die vielen Schwarzmärkte bzw. die Scharen von Frauen, die sich auf den Weg machten, um in den ländlichen Gebieten Bettwäsche etc. gegen Nahrungsmittel einzutauschen. Manche Menschen mit Demenz beginnen in Erinnerung an diese Zeit, Essen für Notzeiten zu horten. Dies geschieht oft an Orten, die für eine sichere Lagerung ungeeignet sind. Manchmal ist es nicht möglich, sie durch Argumente dazu zu bewegen, mit der Ansammlung von Essen aufzuhören.

Beispiel

Eine 90-jährige, demenziell erkrankte Frau nimmt immer wieder vom Mittagstisch einzelne Nahrungsmittel in ihrer Handtasche mit auf ihr Zimmer. Als Argument für ihr Handeln gibt sie an: „Meine kleine Schwester ist im Krieg an Hunger gestorben, ich muss für sie sorgen!"

Es geschieht immer wieder, dass Bewohnende einer Einrichtung Marmeladentöpfchen, Butter oder Joghurt für ihre Kinder sammeln. Sie versorgen ihre Angehörigen. Das Horten von Lebensmitteln kann also auf eine familiäre Vorgeschichte von Hortenden, stressige Lebensereignisse, wie den Verlust eines geliebten Menschen, Zwangsräumung oder Scheidung, zurückzuführen sein. Gleichzeitig kann der Besitz von vielen Dingen auch ein Zeichen für Wohlstand signalisieren.

Auch geschieht es immer wieder, dass Bewohner einer Einrichtung Marmeladentöpfchen, Butter oder Joghurt für ihre Kinder sammeln. Sie versorgen ihre Angehörigen

Gleichzeitig kann der Besitz von vielen Dingen auch ein Zeichen für Wohlstand signalisieren.

Beispiel

Eine sehr introvertierte Frau entschuldigt sich, wenn man ihr Zimmer betritt, folgendermaßen: „Schauen Sie sich bitte hier nicht um, ich habe keine schönen Dinge, wie die anderen Bewohnerinnen des Hauses!"

Eine Theorie von Vorderholzer (2021) besagt, dass Menschen, die horten, in der Kindheit wenig oder unsichere Bindungen zu ihren Bezugspersonen entwickelten und die gehorteten Dinge als Ersatzobjekte nutzen. Sie vermitteln auch im späteren Leben ein Gefühl der Sicherheit und helfen, den Mangel an emotionalen Bindungen zu kompensieren.

Beispiel

Eine 87-jährige, an Demenz erkrankte Frau nimmt alles mit, was sie bekommen kann. Sie sammelt in ihrem Zimmer Kaffeelöffel (87 Stück), Gebetbücher aus der Kapelle (20 Stück) und jede Menge Dekorationsmaterial aus dem Speisesaal. Als Kind war sie im Krieg von der Mutter zur Oma gegeben worden, die sie aufzog. Da die Frau sehr krank war, musste das Kind immer wieder Zeiten in einem Kinderheim verbringen. Aus dieser Zeit resultiert ihr Verhalten, immer mehr Gegenstände in ihrem Zimmer anzuhäufen.

Es gibt vielerlei Gründe für das Horten von Nahrungsmitteln oder Gegenständen. Selbst „Menschen" können gesammelt werden.

Beispiel

Herr T. verbringt seine Nachmittage immer im Foyer der Pflegeeinrichtung. Dort spricht er Besucher an: „Können Sie mich mal zu einem Spaziergang abholen? Ich bin allein und traue mich nicht ohne Begleitung in den Park. Es kümmert sich keiner um mich, da alle Verwandten schon gestorben sind." Er macht

dabei einen traurigen und mitleiderregenden Eindruck. Viele der angesproche-
nen Menschen besuchen fortan Herrn T. Er verfügt über mehr als 20 ehrenamtliche Helfer. Sein Wunsch nach Aufmerksamkeit oder Sicherheit kann nicht ge-
stillt werden.

Diese Beispiele zeigen, dass ein offensichtlicher Mangel nach primären Beziehungen und eine große Verunsicherung besteht.

Was kann man tun, wenn das Horten den Alltag bestimmt?

- Bauen Sie ein Vertrauensverhältnis auf.
- Vermitteln Sie Sicherheit in der Beziehung.
- Machen Sie keine Versprechungen, die nicht gehalten werden können.
- Versuchen Sie nicht, „unnütze" Gegenstände ohne Erlaubnis aus dem Zim-
  mer zu entfernen.
- Tauschen Sie verdorbene Lebensmittel aus.
- Bitten Sie um verdorbene Lebensmittel für den Eigenbedarf.

Erhält der demenzerkrankte Mensch das Gefühl, in seiner Sorge um die
Zukunft ernst genommen zu werden und gegebenenfalls auch noch ein
„gutes Werk" zu tun, ist ein Austausch mit ihm vermutlich leichter möglich.
Zudem wird auch diese Phase vorübergehen und das „Horten" in Verges-
senheit geraten. Zudem ist nicht jedes Sammeln pathologisch. Bei Briefmar-
kensammlern dient diese Leidenschaft auch dazu, miteinander ins Gespräch
zu kommen und gleiche Interessen zu verbinden. Junge Menschen sammeln
heute z. B. kurze Clips oder Videos bei TikTok.

1.5   Unsauberkeit, Matschen

„Das tut doch niemandem weh!"
Menschen mit Demenz leben durch ihre Erkrankung nicht mehr unbedingt nach allen Normen der Zivilisation. Ihnen ist nicht mehr wichtig, dass
der Pullover alt oder verschmutzt ist, er ist warm. Es ist auch viel angeneh-
mer, mit den Fingern selbstständig zu essen, als das Essen gereicht zu bekommen. Professor Wojnar (2004) führt in seinem Buch aus, dass alle Regeln und Manieren, die im Laufe der Zeit aufgestellt wurden, immer wieder
verändert werden und nicht in allen Kulturen gelten. Im psychobiografischen Modell erklärt Professor Böhm hingegen, dass Menschen mit Demenz

durch den Abbau der Nervenzellen Verhaltensweisen zeigen, die sie auch schon als Kinder gezeigt haben (Böhm, 2009).

Beispiel

Herr H., 76 Jahre alt, sitzt am Tisch und zerbröselt sein Frühstücksbrötchen in kleine Stücke. Dann nimmt er jedes kleine Teil auf und isst es mit Genuss. Einige der Brösel landen auch in der Tasse mit Kaffee. Die Servicekraft beobachtet den Prozess, kann aufgrund ihrer eigenen Erfahrungen nicht mit ansehen, dass Herr H. so unmanierlich isst. Sie ist in ihrer Kindheit immer wieder gerügt worden, wenn sie mit Essen „gespielt" hat.

In diesem Beispiel stoßen zwei unterschiedliche Prägungsphänomene aufeinander. Der demenzerkrankte Mann stammt aus Westfalen, wo ältere Menschen Stücke von Brot (Knabbeln) in Milch oder Kaffee eingetaucht haben, um diese harten Brocken besser essen zu können. Intuitiv hat er nun dieses Verhalten übernommen. Es gehört zu seinen Kindheitserlebnissen. Die Servicekraft hat hingegen gelernt, „dass man mit Essen nicht spielt". Sie weist den alten Herrn zurecht und bietet ihm ein neues halbes Brötchen an. Sie säubert den Tisch und hofft, dass das kein weiteres Mal passiert. Beide handeln aus ihrer Erfahrung heraus.

Hier helfen Schulungen der in der Pflege Beschäftigten, um zu lernen, sich auf die Lebenswirklichkeit der demenzkranken Menschen einzustellen.

> Es ist für einen Menschen mit Demenz nicht möglich, sich auf die Realität des Mitarbeitenden oder des Angehörigen einzustellen. Er ist vielmehr darauf angewiesen, dass Pflegende und Betreuende bereit sind, sich auf seine Wirklichkeit einzulassen.

Was die Sauberkeit der Kleidung anbelangt, muss bedacht werden, dass vor 60 Jahren noch nicht jeder Haushalt eine Waschmaschine hatte. Deshalb wurden Kleidungsstücke nicht täglich gewechselt. Man begutachtete die einzelnen Teile und entschied dann, ob sie noch tragbar waren oder nicht.

Beispiel

Herr K. trägt sein Lieblingshemd nun schon seit vier Tagen. Inzwischen haben sich darauf allerlei Essensreste angesammelt. Eine Pflegekraft möchte ihn nun umziehen, da am Nachmittag seine Frau kommt, die sich immer beschwert, wenn Herr K. keine sauberen Kleidungsstücke trägt. Herr K. schimpft: „Auf keinen Fall ziehe ich mein Hemd aus, das ist noch gut und in der Wäscherei wird geklaut!"

Tipp

Möglichkeiten, in einer solchen Situation zu reagieren:

- Nicht die eigene Absicht um jeden Preis durchsetzen.
- Ggf. mit dem Bewohner in die Wäscherei gehen und ihm die Abläufe dort zeigen.
- Umziehen ggf. verschieben und ihm signalisieren, dass er recht hat.
- Es später noch einmal versuchen: „Herr K. heute kommt Ihre Frau. Wir gehen zum Schrank und Sie sagen mir, welches Hemd sie am liebsten an Ihnen gesehen hat." So übernimmt Herr K. die Regie.

Angehörige pflegen ihre demenzkranken Verwandten sehr oft jahrelang. Sie erwarten von Pflegeeinrichtungen, dass dies dort auch mit der nötigen Sorgfalt geschieht. Oftmals können sie nicht verstehen, dass es bei einer demenziellen Erkrankung wichtig ist, die Ressourcen zu fördern und die Selbstständigkeit zu erhalten. Sie sehen im „Matschen" beim Essen oder den befleckten Kleidungsstücken eine Vernachlässigung ihres Angehörigen und nicht den Ansatz, die Autonomie zu fördern. Sie klagen dann die Mitarbeitenden an, keine Lust zu haben, das Essen anzureichen, und verstehen nicht, warum es sinnvoll ist, die Selbstständigkeit mit Motivationsaufforderungen zu stärken. Durch das lange gemeinsame Leben wurden viele Rituale entwickelt, die in den Pflegeeinrichtungen nicht so fortgeführt werden können, da die Akteure wechseln und es andere Zielvorstellungen gibt. Hier steht oftmals nicht die „Unsauberkeit" bzw. „das Matschen" im Vordergrund, sondern eher die Eigenständigkeit und die personenzentrierte Pflege nach Tom Kitwood. Manchmal werden auch im Aufnahmegespräch Versprechungen gemacht, wie: „Wir kümmern uns in liebevoller Weise um Ihre/Ihren Partner/VaterMutter.", „Es ist das neue Zuhause." und „Wir sind immer für Sie da.", die dann in der Praxis nicht haltbar sind.

Tipp

- Beziehen Sie die Angehörigen vom ersten Tag an mit ein.
- Gehen Sie auf die Leute zu und warten Sie nicht, bis diese zu Ihnen kommen.
- Erklären Sie, warum „Matschen", also mit den Fingern essen, für Menschen mit Demenz wichtig ist.
- Zeigen Sie auf, wie viel wichtiger es ist, wenn der an Demenz Erkrankte sich wohlfühlt und dass der befleckte Pullover zweitrangig ist.
- Installieren Sie eine Informationsstunde, in der immer wieder die „andere Sichtweise" der an Demenz Erkrankten Thema ist.

1.6   Ständige Wiederholungen, Fragen, Rufen

„Ich darf das alles nicht vergessen!"

Beispiel

Herr W., 75 Jahre alt und an einer Demenz erkrankt, macht seine morgendliche Runde durch die Pflegeeinrichtung. Er geht in jedes Büro oder Zimmer und sagt laut: „Ich heiße Peter W., bin 75 Jahre alt und wohne in der Luisenstr. 12. Ich bin Schreiner von Beruf." Dann zieht er die Tür wieder zu und geht in den nächsten Raum. Herr W. möchte diese Informationen auf jeden Fall behalten.

Als es noch kein Handy gab und man auf einer Werbetafel die Ankündigung eines Konzertes las, in das man gehen wollte, war es wichtig, die Nummer zu behalten, unter der man Karten bestellen konnte. Also sagte man sich auf dem Nachhauseweg diese spezielle Nummer immer wieder vor. So gelangten die Zahlen vom Ultrakurzzeitgedächtnis ins Kurzzeitgedächtnis und konnten zu Hause erinnert werden.

In der ersten Phase der Demenz erlebt der Erkrankte noch sehr deutlich, wie seine Gedächtnisleistung nachlässt. Er ist verwirrt, oft auch verzweifelt und kann es nicht fassen, dass in seinem Kopf alles durcheinander gerät.

Beispiel

„Da muss es doch was geben, was meine Gedanken wieder in Ordnung bringt.", klagt weinend eine ältere Dame.

„Schwester, wird das mit dem Denken wieder besser?", fragt Herr T. verzweifelt. Die Pflegefachkraft antwortet: „Was glauben Sie denn, Herr T.?" Kleinlaut erwidert Herr T.: „Ich glaube nicht!"

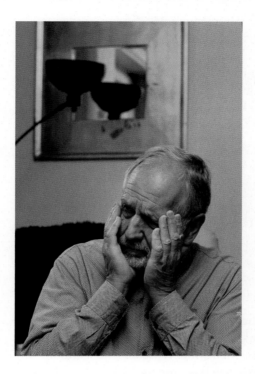

Viele Menschen erleben, wenn sie älter werden, dass es länger dauert, einen Namen zu erinnern, oder dass sie zwischendurch nicht auf Anhieb das richtige Wort finden. Ein demenziell Erkrankter hat außer Wortfindungsstörungen und Erinnerungslücken auch Konzentrationsstörungen, Gedankenabrisse oder den Verlust von Orientierung zu beklagen. Ob es Abend oder Morgen ist, kann nicht mehr eingeordnet werden; ob eine Situation gefährlich ist oder nicht, ist nicht mehr erkennbar; wo man sich befindet, ist schwer erfassbar und wer zur Familie gehört, wird mit der Zeit vergessen.

Beispiel

Ein besonders ergreifendes Beispiel:
    Herr K., 85 Jahre alt und ehemaliger Tanzlehrer, ist schwer demenziell erkrankt. Auf einer Tanzveranstaltung in der Pflegeeinrichtung wird er von einer Betreuerin zum Tanzen aufgefordert. Nach einem gelungenen Walzer geht er auf seine Frau zu und sagt zu der Betreuerin: „Darf ich Ihnen meine Frau vorstellen?" Die Ehefrau hat Tränen in den Augen, da sie nicht mehr wusste, ob ihr Mann sie noch erkennt. Das Tanzen hat in dem Moment die Erinnerungen neu aktiviert.

Aus dem Grund der mangelnden Orientierung stellen Menschen mit Demenz immer wieder die gleichen Fragen:

- „Wie viel Uhr ist es?"
- „Was soll ich jetzt machen?"
- „Ich will nach Hause."
- „Wo ist mein Zimmer?"

> **Tipp**
> Das hilft:
>
> - Beantworten Sie die Fragen immer wieder geduldig, weisen Sie auf Dinge hin, die der Erkrankte noch erinnert.
> - „Gleich gibt es Mittagessen."
> - „Heute ist Sonntag, gleich kommen die Kinder."
> - „Es ist Abend und es ist Zeit, schlafen zu gehen."
> - „Das Frühstück wartet schon auf Sie."

In der letzten Phase der Demenz ist der Wortschatz in der Regel auf wenige Wörter beschränkt. Oftmals sind es Worte wie „Mama", „Schwester" oder „Hallo". Diese werden immer wieder laut gerufen, um Aufmerksamkeit zu erhalten. Der demenziell veränderte Mensch kehrt zu den Lauten der Kindheit zurück und ruft aus Angst, Schmerz, Hunger, Durst oder Langeweile nach seiner Bezugsperson. Diese soll dann bedürfnisorientiert und personenbezogen reagieren.

Untersuchungen haben gezeigt, dass Schmerzen bei demenzerkrankten Menschen von außen oft nicht wahrgenommen werden, da sie diese nicht äußern. Hier ist eine genaue Beobachtung wichtig. Es gibt auch Studien, die einen Zusammenhang zwischen Rufen und Schreien und einer Depression herstellen. Hier kann es der buchstäbliche, verzweifelte Ruf nach Nähe oder Trost sein. Durch die Isolation, im Bett allein im Zimmer zu liegen, kann es zu einer Depersonalisierung kommen. Der Erkrankte fühlt sich verloren, er reagiert mit Angst vor geschlossenen Räumen und ruft nach Hilfe.

Ein weiterer wichtiger Aspekt ist die Umgebung. Streitigkeiten zwischen den zu Pflegenden oder Mitarbeitenden, Überforderungen durch laute Musik, eine ständige Ablenkung durchs Fernsehen oder unangenehme Geräusche, wie lautes Klappern von Geschirr, dies alles kann das Wohlbefinden negativ beeinflussen und zu herausforderndem Schreien führen.

Nicht immer kann aber der Grund für das Schreien oder Rufen identifiziert werden. Oftmals bleibt nur die Möglichkeit, es mitzutragen und liebevoll darauf zu reagieren.

Tipp

Einige Tipps, die helfen können.

- Beobachten Sie genau, wann gerufen wird (zu welcher Tageszeit).
- Wird ununterbrochen gerufen?
- Denken Sie daran, dass langes Liegen Schmerzen verursachen kann.
- Können Sie an der Mimik Hinweise auf Schmerzen feststellen?
- Erkunden Sie, wann das Schreien nachlässt, fühlt sich der Erkrankte alleingelassen?
- Überlegen Sie, wie das Umfeld gestaltet ist, wenn der Erkrankte schreit.
- Versuchen Sie, den Betroffenen so viel wie möglich in die Gemeinschaft zu integrieren.
- Lassen Sie immer die Tür des Zimmers offen, in dem jemand ggf. auf das Bett angewiesen ist, damit er hört, dass Menschen da sind.
- Versuchen Sie, mit Blick auf die Biografie Abwechslung anzubieten, Musik zu hören, gemeinsam zu singen oder vorzusingen, im Bett zu mobilisieren usw.
- Lassen Sie nachts ein Licht brennen.
- Gehen Sie immer wieder in das Zimmer und beruhigen Sie, wenn nötig, indem sie erzählen, was sich gerade „draußen" abspielt.

1.7   Verbale Beleidigungen und sexuelle Übergriffe

„Nehmen Sie es nicht persönlich!"

Menschen mit Demenz, besonders mit einer frontotemporalen Demenz, verlieren das Gefühl für zwischenmenschliche Grenzen. Sie handeln intuitiv und manchmal nicht der Norm entsprechend.

Beispiel

Frau I., 70 Jahre alt und an einer frontotemporalen Demenz erkrankt, zieht sich im Sommer bei 40 Grad nackt aus. Es ist ihr zu heiß. Die Mitarbeitenden versuchen immer wieder, ihr etwas überzuziehen. Ohne Erfolg. Letztendlich ziehen sie ihr einen Overall an, der hinten zugeknöpft wird. Nun kann sich Frau I. nicht mehr selbstständig ausziehen. Ihr Mann ist entsetzt, als er das sieht, und empfindet es als würdelos. Erst durch die Erklärung, dass man alles versucht hat, um Frau I. von ihrem Vorhaben abzubringen, beruhigt er sich.

Anmerkung der Autorin: Am Nachmittag zog sich meine Enkeltochter (2 Jahre alt) ebenfalls auf dem Spielplatz nackt aus. Auch ihr war es zu heiß. Bei dem Kind sind die Nervenzellen für sozial kompatibles Verhalten noch nicht angelegt, bei Frau I. sind sie nicht mehr vorhanden.

Verbale Beleidigungen

Reaktionen, wie Fluchen, Beschimpfungen oder Beleidigungen, können ebenfalls im Rahmen einer Demenz vorkommen. Dabei kann es gut sein, dass sich die betroffene Person noch nie vorher so verhalten hat.

Beispiel

Die Tochter von Frau U., einer 82 Jahre alten Frau, fährt mit ihrer demenzkranken Mutter im Rollstuhl im Park spazieren. Aufgrund der mangelnden Bewegung und dem guten Essen ist Frau U. übergewichtig. Als den beiden eine Frau entgegenkommt, die ebenfalls ein paar Pfunde zu viel hat, sagt Frau U. zu ihrer Tochter: „Hast Du diese fette Kuh gesehen?" Die Tochter ist entsetzt, die Frau hat die Bemerkung ebenfalls gehört. Sie entgegnet ihrer Mutter: „Du bist auch nicht gerade schlank!" Worauf die Mutter im Brustton der Überzeugung sagt: „Ich habe seit 50 Jahren Kleidergröße 36!" Die Tochter ist fassungslos und versteht ihre Mutter nicht.

Frau U. hat keinen Bezug mehr zu ihrem Körper. Sie reagiert vor dem Hintergrund dessen, was in der Vergangenheit für sie als junges Mädchen galt. In der Demenz verhält es sich so, wie bei einem Bücherregal, in dem die Bücher von hinten nach vorne herausfallen. Die Erinnerungen an das „Jetzt" fallen als erste und so gehen nach und nach alle biografischen Ereignisse verloren und Stück für Stück nähert sich der Erkrankte der Kindheit. Zudem fällt der Filter im Kopf aus, der einem sagt, was angemessen ist oder nicht. Die Gedanken sprudeln spontan heraus, ohne überprüft zu werden.

Tipp

- Nehmen Sie das Gesagte nicht persönlich.
- Überlegen Sie, welches Gefühl dahinterstecken könnte (der Wunsch noch attraktiv zu sein, Aufmerksamkeit zu bekommen etc.).
- Reagieren Sie gelassen.
- Denken Sie daran, dass die Worte keine Langzeitwirkung haben. Oftmals sind sie so spontan, dass es Minuten später schon wieder ganz anders sein kann.
- Sie werden selten von anderen Menschen so viel Ehrlichkeit und Unbedarftheit zu hören bekommen.

Es fällt schwer, Beleidigungen oder Angriffe nicht persönlich zu nehmen, wenn man sich als pflegende oder betreuende Person sehr um den erkrankten Menschen bemüht und diese Hilfestellungen nicht anerkannt werden.

Beispiel

Ein älterer Herr erzählte verzweifelt: „Meine Frau ist an Alzheimer erkrankt und ich versorge sie. Sie war von Beruf Köchin und ich Fernfahrer. Ich habe mir nun, weil sie es nicht mehr kann, das Kochen mühsam erarbeitet. Immer, wenn ich das Essen serviere, schimpft sie und sagt: ‚Den Fraß kann man nicht essen.'" Nach einigen Überlegungen reicht die Nachbarin ab sofort seine gekochte Mahlzeit der Frau an. Völlig überraschend lobt nun die Ehefrau das Essen.

Die Ehefrau in dem geschilderten Beispiel wusste, dass ihr Mann nicht kochen kann und konnte seine Bemühungen nicht erkennen und schätzen. Die Nachbarin war als „gute Hausfrau" bekannt und bekam daher die Lorbeeren für seine Arbeit. Zum Glück war der Mann dazu in der Lage, diese „Ungerechtigkeit" mit der Krankheit zu verbinden. Das gelingt nicht immer und ist davon abhängig, wie die Beziehung der Eheleute vor der Erkrankung war.

Beispiel

Frau G. erzählt: „Mein Mann hat sich mit 75 Jahren eine Freundin angelacht. Wir wohnen in einem gemeinsam erbauten Zweifamilienhaus. Seine Freundin ist dann zu ihm gezogen. Er wohnte fortan oben, ich unten. Als er an einer Alzheimer-Demenz erkrankte, machte sich die Freundin aus dem Staub und nun steht er tagtäglich vor meiner Tür und will Hilfe. Ich bin aber nicht bereit, ihm diese zu geben. Allerdings möchte ich auch keine ambulante Versorgung in Anspruch nehmen. Es ist zu teuer. Was soll ich nur tun?"

Wenn die Beziehung zwischen zwei Ehepartnern nicht mehr glücklich ist und der Alltag zu einer Belastung wird, ist eine gute Pflege zum Scheitern verurteilt. Die Erkrankung ist eine riesige Herausforderung, die Respekt, Wertschätzung und Aufrichtigkeit verlangt. In dem Fallbeispiel bedeutet das, dass Frau G. in naher Zukunft doch die Leistungen der ambulanten Pflege bzw. einer Pflegeeinrichtung in Anspruch nehmen muss, da die Versorgung sie selbst überfordert. Zögert sie zu lange, wird Frau G. unter Umständen selbst krank oder herausforderndes Verhalten nimmt deutlich zu.

Oftmals erzählen auch Angehörige, dass sie ihr Geld nicht für die Pflege ausgeben möchten, da sie die Ersparnisse als Erbe für die Kinder vorgesehen haben. Hier sei betont, wie wichtig es ist, sich früh genug Hilfe zu holen, um nicht an der Erkrankung als Angehöriger zu verzweifeln. Das zeigt auch das nächste Beispiel.

Beispiel

Herr P., 97 Jahre alt, demenziell erkrankt, hat seine Ehefrau (ebenfalls 95 Jahre alt) zu Hause mit seiner Unruhe und dem ständigen Hin- und Herlaufen zur Verzweiflung getrieben. Die alte Dame entschloss sich trotz ihres schlechten Gewissens, ihren Mann in einem Bereich für demenziell erkrankte Menschen in einer Pflegeeinrichtung unterzubringen. Nun besucht sie ihn täglich, geht mit ihm spazieren, nimmt an den Aktivitäten des Hauses teil und genießt ihren „Feierabend" allein in ruhiger Atmosphäre.

Was Sie bedenken sollten bei der Frage nach der Pflege

- Sind Sie in der Lage, die Pflege zu leisten?
- Sind Sie als Partner immer verlässlich und vertrauensvoll miteinander umgegangen, sodass Sie Konflikte gut gemeistert haben?
- Können Sie flexibel auf neue Situationen reagieren?
- Sind Sie gesund und körperlich in der Lage dazu, zu pflegen?
- Haben Sie ein Netzwerk, das Sie bei der Pflege und Betreuung unterstützen kann?
- Haben Sie Menschen, denen Sie sich anvertrauen können, die Sie eventuell spirituell begleiten?
- Haben Sie einen „Plan B", wenn Sie selbst krank werden?

Kinder, in den meisten Fällen Töchter, erleben oftmals, dass sie sich zwar aufopferungsvoll um die Eltern bemühen, aber dass der selten zu Besuch kommende andere Geschwisterpart mehr Anerkennung und Aufmerksamkeit bekommt. Je nachdem, wie die Beziehung von versorgenden Angehörigen zum demenziell veränderten Menschen ist, kann das gut verarbeitet werden oder aber zu Konflikten und Spannungen führen.

Beispiel

Die Tochter von Frau Z., einer 85-jährigen, demenziell erkrankten Dame, besucht ihre Mutter täglich in der Pflegeeinrichtung und versucht, alle geäußerten Wünsche der Mutter zu erfüllen. Als ihre jüngere Schwester von weit entfernt zu Besuch kommt, erzählt die Mutter, dass sich niemand um sie kümmert, und weint leise vor sich hin. Immer wieder sagt sie, wie froh sie ist, dass nun die jüngere Tochter da sei. Die pflegende Tochter ist enttäuscht und wütend, dass ihre Anstrengungen nicht gesehen werden, und verlässt frustriert den Raum.

Obwohl alle Eltern versuchen, ihre Kinder gerecht zu behandeln, wissen doch alle Geschwister, wer das „Lieblingskind" von Mutter oder Vater ist. Eltern schreiben ihren Kindern auch Eigenschaften zu, die sich oft ein Leben lang nicht ändern. Das System „Familie" wird durch eine existenziell bedrohliche Erkrankung, und das ist eine Demenz, stark erschüttert. Rollen müssen neu zugeschrieben, Verantwortungen geklärt und Hilfsangebote angenommen werden. Einzelne Familienmitglieder können oder wollen diese neue Aufgabe nicht übernehmen und lassen die übrigen Geschwister damit allein. Das führt zu vielen Konflikten im Familienverbund. Die pflegende Person wird oftmals auch mit „guten Ratschlägen" überhäuft oder die Demenzerkrankung der Eltern kleingeredet oder geleugnet.

Pflegende Angehörige erleben oft, dass Verletzungen oder Vernachlässigungen aus der Kindheit in dieser Zeit wieder wach werden. Konflikte in der Beziehung stören die Pflegeaufgabe, da der Demente nun Hilfe durch seine Angehörigen erwartet. In der Demenz kann nicht mehr reflektiert werden, dass der Pflegende in der Vergangenheit nicht gut behandelt worden ist.

Beispiel

Frau J. erzählt: „Unsere Mutter war Schauspielerin und hat sich in ihrem Leben nie um meine Schwester und mich gekümmert. In der Kindergartenzeit habe ich Butterbrote geschmiert und Nudeln gekocht, da sie entweder auf der Probe oder auf der Bühne war. Nun braucht sie unsere Hilfe. Meine Schwester kommt nicht. Sie sagt: `Meine Mutter hat mir nichts gegeben, also habe ich nichts, was ich ihr geben kann!´ Ich besuche sie, aber eine richtige Beziehung will sich nicht einstellen."

Familie ist somit ein dynamisches Zusammenspiel von Menschen, die agieren und reagieren. In einer Krise werden die Aufgaben und Beziehungen neu geordnet. Gleichzeitig wird aber oftmals an Rollenzuschreibungen festgehalten, obwohl diese überholt sind.

Beispiel

Frau S. hat drei Töchter, von denen sich zwei um die Mutter kümmern. Frau S. sagt: „Die Älteste ist zu weich, sie kann nicht mit den Behörden umgehen und die jüngere hat kein Verhältnis zum Geld." Sie verteilt die Aufgaben der Hilfestellung nach diesen festgelegten Rollenbildern.

Herausforderndes Verhalten hat also zunächst mit der Beziehung zu tun. Schätzt der Mensch mit Demenz seine Bezugspersonen, ist er viel eher bereit, die Anforderungen der Krankheit anzunehmen und Hilfe zuzulassen. Erlebt er seine Umgebung als überfordernd, unsicher oder wird ihm immer wieder fehlerhaftes Verhalten aufgezeigt, kann die Reaktion ein sozial nicht angepasstes Verhalten sein. Es kann aber auch sein, dass er sich ganz in sich selbst zurückzieht und niemanden mehr an sich heranlässt.

Darüber hinaus ist auch die Umgebung wichtig, die für den Demenzerkrankten übersichtlich sein sollte. Unzureichende Lichtquellen, voll gestellte Räume, die für einen Menschen mit Rollator zu einem Slalomlauf werden können, sind ungeeignet und führen eventuell zu aggressivem Verhalten. Abgeschlossene Schränke und eine eingeschränkte Bewegungsfreiheit machen mutlos und können zu depressivem Verhalten führen.

Herausforderndem Verhalten begegnen

Herausforderndes Verhalten kann eingeschränkt werden, indem der an Demenz erkrankte Mensch erlebt,

- dass er weiterhin wertgeschätzt wird.
- dass er nicht auf seine Fehler hingewiesen wird.
- dass seine Wortbeiträge nicht angezweifelt werden.
- dass er viel Bewegungsfreiraum bekommt.
- dass er sich gemäß seiner Biografie beschäftigen kann.
- dass er Trost erhält, wenn er verzweifelt ist.
- dass er Sicherheit bei seinen Bezugspersonen erlebt.
- dass auch ein „Nein" akzeptiert wird.
- dass seine Umgebung sicher gestaltet ist.
- dass er weiterhin Mitglied der Familie/der Gruppe ist.

Sexuelle Übergriffe

60 % der Pflegekräfte haben Untersuchungen zufolge verbale oder körperliche sexuelle Übergriffe erlebt. Auch Angehörige berichten immer wieder, dass sie vom Wunsch nach Sexualität des Partners überrumpelt werden.

Beispiel

Frau S. berichtet: „Ich wollte meinem Mann die Schuhe zubinden und kniete mich vor ihn hin. Ich habe ihm nicht mein Vorhaben erklärt. Er muss dies missverstanden haben, denn er begann, meine Brust zu streicheln. Wahrscheinlich hat er geglaubt, ich will ihn befriedigen."

> **Beispiel**
>
> Die Pflegedienstleitung einer Kurzzeitpflege berichtet: „Wir hatten einen Gast, der immer wieder die Mitarbeiterinnen betatschte, wenn seine Frau ihn bei uns unterbrachte. Eines Tages entdeckten wir in einem Karnevalsladen ein Kissen mit zwei aufgestellten Brüsten. Die aufgenähten Knöpfe waren als Brustwarzen erkennbar. Wir gaben dem Gast dieses Kissen und waren nun vor sexuellen Übergriffen geschützt."

Sexualität zeigt sich in Form einer Kontaktaufnahme oder einem unangebrachten Versuch, die Einsamkeit, den Verlust oder den Mangel an Selbstständigkeit oder aber unerfüllte Bedürfnisse und Wünsche im Jetzt oder aus der Vergangenheit auszugleichen. Eine sexuelle Annäherung kann aber auch ein Hilfeschrei aufgrund einer mangelnden Orientierung sein. Der demente Mensch sucht Sicherheit und Geborgenheit in einer für ihn unsicheren Welt. Wenn er keinen Menschen hat, der dieses Bedürfnis abdecken kann, z. B. in einer Pflegeeinrichtung, dann können Sexualassistenten angefordert werden, die diese Sehnsucht stillen.

> **Beispiel**
>
> Ein Auszubildender berichtet aufgebracht darüber, wie ihn eine ältere Dame zwischen den Beinen angefasst hat. Er kann nicht begreifen, dass „Frauen in dem Alter" so etwas tun!

> Der Wunsch nach Sexualität ist nicht auf das Geschlecht begrenzt und auch nicht auf ein Alter.

Aus Erzählungen wird deutlich, dass dies auch in Familien ein Thema ist, was zu Konflikten führen kann. Verbale Angriffe, die einen sexualisierten Kontext haben, sind nicht hinzunehmen. Menschen, die sich so äußern, sollten in kurzer, aber deutlicher Form darauf hingewiesen werden, dass das zu unterlassen ist.

> **Beispiel**
>
> Eine Mitarbeiterin aus dem Service berichtet: „Einige Männer im Speisesaal machen immer zweideutige Bemerkungen, wenn ich das Essen serviere. Ich schäme mich dann sehr und kann gar nicht mehr richtig arbeiten."

Die junge Mitarbeiterin musste vor den verbalen Übergriffen der älteren Herren durch die Einrichtungsleitung beschützt werden.

Beispiel

Eine Pflegekraft kniet sich vor einem demenziell erkrankten Bewohner hin und möchte ihm die Schuhe zubinden. Er missversteht das Anliegen, weil sie auch nicht mit ihm spricht, und gibt ihr eine Ohrfeige.

Der Bewohner hat die Situation nicht erkannt und glaubte, dass die Pflegefachkraft ihn befriedigen wollte. In der Demenz kommt es durch die Orientierungsstörungen in der Situation schnell zu Verkennungen der Sachlage, was sich dann oftmals in herausforderndem Verhalten oder in Aggressivität äußert.

Tipp

Was man tun kann:

- Seien Sie achtsam mit sich selbst.
- Wenden Sie basale Stimulation, das Eincremen, Massage, Wellnessbäder an, da oftmals das **Bedürfnis nach körperlicher Nähe** der Grund ist.
- Holen Sie sich Rat bei guten Freunden, in Selbsthilfegruppen oder im Kollegium.
- Geben Sie dem übergriffigen Menschen kurz und knapp zu verstehen, dass Sie das nicht wollen.
- Diskutieren Sie nicht!
- Setzen Sie Medikamente ein, sofern es nicht anders geht.
- Achten Sie selbst darauf, keine Grenzverletzungen zu begehen.
- Erklären Sie bei der Pflege **immer**, was sie zu tun beabsichtigen.

An dieser Stelle soll darauf hingewiesen werden, dass es auch Pflegepersonen gibt, die übergriffig handeln. Daraus resultiert in der Regel auch ein verändertes Verhalten bei Menschen mit Demenz. Es kann sowohl zu extrovertierten Handlungen kommen (wie verbale sexualisierte Attacken, Kneifen, Kratzen und Schlagen) wie auch zu introvertierten Reaktionen (wie Weinen, Rückzug, Sprachlosigkeit und Selbstverletzung). Stellen Sie ein solch verändertes Verhalten bei einem Schutzbefohlenen fest, suchen Sie nach dem Grund.

1.8   Ständiges Weinen, Angst

„Angst hat eine große Familie." (Friedrich Nietzsche)

Angst drückt sich im Körper, in den Gedanken, Gefühlen und im Verhalten aus. Bei Menschen mit Demenz kann es einen Grund für die Angst geben, wie den Verlust der Selbstständigkeit oder zukünftig immer in einer Einrichtung leben zu müssen. Oftmals liegt jedoch eine generalisierte Angst vor. Das Leben ist durch die Krankheit in allen Bereichen so verändert, dass der Betroffene sich nicht mehr zurechtfindet. Diese Angst kann sich durch eine Hyperaktivität zeigen, sie kann aber auch zur vollkommenen Erstarrung führen. Somit kommen zu dem Verlust der kognitiven Leistung noch eine Anzahl von körperlichen Symptomen hinzu.

Dazu gehören:

1. Herzklopfen und Nervosität
2. Ungeduld und Reizbarkeit
3. Konzentrationsschwierigkeiten
4. Gefühle von Unwirklichkeit
5. Unbehagen und Beklemmung

Die Angst nimmt dann im Leben einen übergroßen Platz ein. Im Gegensatz zum gesunden kann der an Demenz erkrankte Mensch der Angst keine Bewältigungsstrategien entgegensetzen. Er ist hilflos. Wenn er die Furcht aus dem vergangenen Leben ableitet, kann es zu ungewöhnlichen Handlungen kommen.

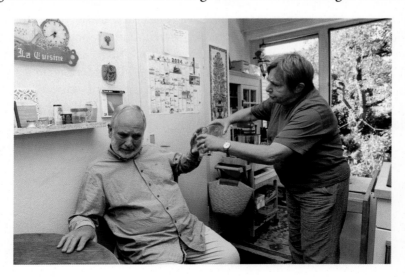

> **Beispiel**
>
> Ein katholischer Priester, der aus Liebe zu einer Frau seine Priesterschaft auf-gab, ist in der Demenzerkrankung voller Furcht. Er sitzt den ganzen Tag unter einem Holzkreuz und spricht durchgehend alle Gebete, die er kennt. Es ist für die Mitarbeitenden sehr schwer, ihn zum Essen oder zum Schlafen zu bewegen, da er angstvoll reagiert.

Es kann auch sein, dass der Mensch mit Demenz sich in einer ständigen Be-drohungslage fühlt, misstrauisch ist und jedes Gespräch, was nicht mit ihm geführt wird, als Hinterhalt wahrnimmt.

> **Beispiel**
>
> Frau G. erzählt, dass ihre demente Mutter schimpft und böse reagiert, wenn sie sich mit dem Vater über die Gestaltung des Tages beratschlagt. Auch darf sie nicht mit dem Vater allein in einem Raum sein. Die Tochter vermutet, dass die Mutter auf das gute Verhältnis des Vaters zur Tochter eifersüchtig ist.

Pflegende erleben immer wieder, wie sich Menschen mit Demenz weigern, alltägliche Dinge zu tun, wie spazieren gehen, den Rasen mähen, Geschirr abwaschen oder an Aktivitäten mit anderen teilzunehmen. Sie verschließen sich und führen Schwindel, nicht gut laufen zu können oder Inkontinenz vor, um nicht gefördert zu werden. Oftmals liegt in diesem Verhalten eine große Angst, zu versagen. Manchmal verstärkt sich diese Angst durch kör-perliche Symptome, wie Herzrasen, Schwitzen, Zittern oder den genannten Schwindel. Menschen mit Demenz sagen dann „Nein" zu den Aktivitäten, weil sie nicht einschätzen können, ob sie den Anforderungen gewachsen sind. Aussagen wie: „Das schaffst Du!", „Das ist nicht schwer!", „Gestern ging es doch auch!" oder „Das hat Dir immer so viel Spaß gemacht!" helfen in der Regel nicht gegen die Verweigerung.

> **Tipp**
>
> Besser gelingt es, wenn Sie darum bitten,
>
> - dass man Sie begleitet, weil Sie nicht allein sein können.
> - dass Sie dringend Hilfe benötigen.
> - dass Sie einen Rat brauchen.
> - dass Sie es allein nicht schaffen.
> - dass Sie nicht so gut mit der Maschine umgehen können.

Manchmal führt das dazu, dass die Angst überwunden werden kann, um zu unterstützen. Gleichzeitig wird das Selbstwertgefühl aufgewertet, das durch die Krankheit meistens in Mitleidenschaft gezogen ist.

> Bei Panikattacken bzw. bei starken körperlichen Reaktionen ist die Abwehrhaltung zu akzeptieren.

Vielfach geht die Angst auch mit einer großen Unruhe einher: „Ich laufe vor meiner Angst weg!". Hier helfen keine gut gemeinten Ratschläge, wie: „Setz Dich doch einfach mal hin!" Die Angst treibt dazu, unentwegt zu laufen. In der Pflegeeinrichtung mit einer gerontopsychiatrischen Station ist dies meist kein Problem, in der integrativen Betreuung oder zu Hause stellt es oftmals eine starke Belastung dar. Das „Laufen" wird als Belästigung erlebt und gerade ältere Menschen fühlen sich in ihrem Ruhebedürfnis gestört. Der Ausweg ist oftmals nur ein sedatives Medikament, um den Frieden in der Gemeinschaft wiederherzustellen. Vergessen wird dabei allerdings, dass nicht nur der Bewegungsdrang eingeschränkt wird, sondern oftmals durch Nebenwirkungen auch andere Funktionen mit betroffen sind. Insbesondere kommt es oft zu einem noch stärkeren Verlust der Konzentration, die Darmtätigkeit verlangsamt sich, Müdigkeit und Apathie nehmen zu. Hier gilt es, Nutzen und Risiko gut gegeneinander abzuwägen.

In einer Pflegeeinrichtung ist es eine Möglichkeit, mit den dort lebenden Menschen, die nicht an Demenz leiden, ins Gespräch zu kommen. Zum einen ist Aufklärung wichtig, zum anderen hilft es, die Ängste der Nichtbetroffenen ernst zu nehmen, um Lösungen zu finden. Immer wieder gibt es Einrichtungsleitungen, die das anregen. Ein guter Schritt, der hilft, aber meistens nicht von Dauer ist. Die Gesprächsoffensive muss bestehen bleiben. Innerhalb der Familie, in einem begrenzten Wohnumfeld, mit einem ebenso betagten pflegenden Angehörigen, ist oft die Medikation die einzige Lösung.

Beispiel

Frau M., 70 Jahre alt, Ehefrau von einem erkrankten Mann, erzählt: „Es belastet mich sehr, dass mein Mann oft nachts aufwacht, durchgeschwitzt ist und laut weint. Er erzählt Dinge, unzusammenhängend, auf die ich mir keinen Reim machen kann. Ich rede dann beruhigend auf ihn ein, tröste ihn und nach einer gewissen Zeit schläft er wieder ein. Ich kann mir nicht erklären, was ihn so ängstigt."

Familienmitglieder glauben oft, den Menschen zu kennen, den sie betreuen und pflegen, aber dieser Mensch hatte ein Leben vor der Familie geführt. Die Kindheit und das Erwachsenwerden sind wichtige Entwicklungsstufen, in denen sich grundlegende Verhaltensmuster ausbilden. Ängste vor dem Verlassen-werden oder das Gefühl, nicht wertvoll genug zu sein oder sich selbst nicht lieben zu können, sind hier durch Ereignisse oder Traumata im Gedächtnis verankert. In der Demenz sind sie dann ohne Bewältigungsstrategien wieder präsent. Sie überwältigen den betroffenen Menschen und er kann aufgrund seiner kognitiven Verluste nicht mehr mitteilen, in welchem Zusammenhang die Ängste stehen.

Beispiel

Herr M., 83 Jahre alt, weigert sich, in gekachelte Räume zu gehen. Durch intensive Betreuung gelingt es einer Pflegefachkraft, dass er sich duschen lässt. In der Dusche sieht die Pflegefachkraft die eingravierte Nummer des Bewohners aus dem KZ und versteht die Angst.

Beispiel

Frau H., 76 Jahre alt, kann ihren Mann nicht duschen. Er schreit und schlägt nach ihr, wenn sie ihn waschen will. Durch viele Gespräche mit dem Bruder des Mannes erfährt sie, dass er mit fünf Jahren fast in einem See ertrunken wäre. Nun wird Herr H. nur noch am Waschbecken gepflegt und seine Frau sagt ihm immer wieder, dass sie aufpasst, dass kein Wasser ihn ertränkt.

Ein Mensch mit Demenz hat immer einen Grund für sein ablehnendes Verhalten; leider kann er ihn aufgrund seiner sprachlichen Defizite nicht immer mitteilen.

Vorgehen bei Angst

- Ist der Blick unruhig, panisch?
- Geht der Blick hin und her?
- Ist der Körper in Alarmbereitschaft?
- Ist er „auf dem Sprung"?
- Sehen Sie verstärktes Gestikulieren?
- Sehen Sie verstärktes Schwitzen?
- Gibt es andere äußerliche Merkmale?

Es kommen meist unbewusste Strategien zum Vorschein, um die Angst zu bändigen. Mit diesen sog. Coping- oder Bewältigungsstrategien versucht der demenziell erkrankte Mensch, die Angst und den Stress zu mindern. Das führt zu verschiedenen Verhaltensweisen, wie die nachfolgenden Beispiele zeigen. Eine Möglichkeit ist, durch lautes Schimpfen oder durch körperliche Attacken die eigene Angst zu verdrängen.

Beispiel

Herr T., 80 Jahre alt und erkrankt, versucht durch Schreien und Brüllen eine Gruppe von Mitbewohnern zu trennen und wegzuscheuchen, sobald ein Mann sich ihnen näherte. Er hatte im Krieg erlebt, wie Juden von Soldaten zusammengetrieben wurden. Die erlebte Angst wird nun reaktiviert und er versucht durch das Schimpfen, seine Angst zu bewältigen.

Beispiel

Frau S., 95 Jahre alt und an Demenz erkrankt, leidet unter einer generalisierten Angststörung. Sie weint viel und beteuert immer wieder, dass sie „doch lieb ist!" Sie verhält sich wie ein Kind in der Hoffnung, nicht bestraft zu werden.

Beispiel

Frau U., 75 Jahre alt und am Anfang einer Demenz stehend, stellt fest, dass sie Wortfindungsstörungen hat und es ihr schwerfällt, einen Satz zusammenhängend zu Ende zu bringen. Sie schlägt sich ins Gesicht und klagt: „Ich bin nichts mehr wert, gib mir doch die Pille!"

Angst kann sich also auch gegen die eigene Person richten, sodass die eigene Wertschätzung verblasst. Auch Aggressionen richten sich dann gegen sich selbst. Die Angst, Dinge nicht mehr kontrollieren zu können, kann aber (um die eigenen Gefühle besser zu ertragen) auch zur Beschuldigung anderer Personen führen, wie das nächste Beispiel zeigt.

Beispiel

Frau G., 89 Jahre alt und demenziell erkrankt, läuft aufgeregt durch den Wohnbereich. Sie hat ihren Zimmerschlüssel verlegt und behauptet nun aufgebracht, dass ihn die Pflegefachkraft entwendet hat.

Dies sind nur einige Beispiele, wie Ängste sich auf das Verhalten von Menschen mit Demenz auswirken. Was man tun kann, um Ängste abzumildern und zu beruhigen, zeigt die nächste Übersicht.

Tipp

- Versuchen Sie, den betroffenen Menschen zum ruhigen Atmen anzuleiten.
- Leiten Sie Entspannungsübungen an.
- Lernen Sie die Angst kennen (Was steckt dahinter?).
- Überlegen Sie Bewältigungsstrategien (z. B. sich auf den Baum vor dem Fenster zu konzentrieren und das Gesehene zu beschreiben).
- Loben Sie kleine Erfolge.
- Seien Sie geduldig, die Angst verschwindet nicht sofort.
- Stärken Sie das Selbstwertgefühl.
- Zeigen Sie auf, dass Menschen unterschiedlich sind.
- Verdeutlichen Sie, dass der Betroffene einzigartig ist.
- Erklären Sie, dass kein Mensch vollkommen ist.

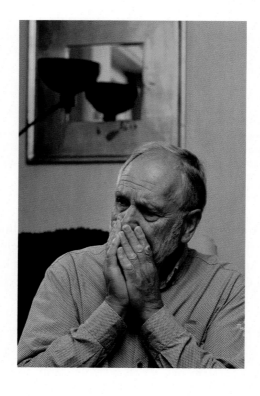

Beispiel

Frau R., 74 Jahre alt, am Anfang einer Demenz, wacht jede Nacht schweißgebadet auf und schreit laut vor Angst. Sie glaubt, vergewaltigt zu werden und ruft panisch nach der Polizei. Sie lässt sich kaum beruhigen und ist noch Stunden später verstört.

Tipp

Es gibt allerdings auch Situationen, in denen unbedingt ein Facharzt einzuschalten ist. Das ist der Fall, wenn:

- die Angstreaktionen zu stark sind.
- die Angst zu lange und zu häufig auftritt.
- der Mensch die Selbstkontrolle verliert.
- durch die Vermeidung von Angstsituationen die Lebensbereiche sehr stark eingeschränkt sind.
- der betroffene Mensch sehr leidet.
- der betroffene Mensch aufgrund des Leidens aggressiv reagiert.

1.9 Mitarbeiter beschuldigen

„Ich war es nicht, Sie waren das!"

Das folgende Fallbeispiel ist eine in Pflegeeinrichtungen immer wieder vorkommende typische Situation.

Beispiel

Frau R., demenziell verändert, beschuldigt eine Mitarbeiterin im Speisesaal gestohlen zu haben: „Sie haben mir meine Uhr weggenommen. Ich rufe die Polizei. Warum machen Sie das?" Die Mitarbeiterin fühlt sich angegriffen und streitet die Beschuldigung vehement ab: „Das stimmt nicht, wahrscheinlich haben Sie sie nur verlegt!" Nun muss sich Frau R. wehren, schimpft und äußert weitere Verdächtigungen gegen die Mitarbeiterin. Der Streit eskaliert.

Eine schwierige Situation. Wem glaubt man? Es kommt in Pflegeeinrichtungen auch manchmal vor, dass Mitarbeitende tatsächlich stehlen, aber fast immer resultieren die Beschuldigungen aus der Erkrankung. Frau R. aus dem Fallbeispiel weiß aufgrund ihrer kognitiven Einbußen nicht mehr, wo sie ihre Uhr hingelegt hat. Sie kann sich aber auch nicht eingestehen, dass sie keine Kontrolle mehr über ihre Handlungen hat. Um die eigene Würde zu schützen, beschuldigt sie eine andere Person. Wehrt sich diese, muss durch weitere Anklagen deutlich werden, dass man nicht gelogen hat. So schaukelt sich der Disput hoch. Wenn man validiert, also das Gesagte für wahr anerkennt, und die Gefühle („Ich weiß nicht mehr, wo was ist.") anspricht, kann der Konflikt umgangen werden.

> **Tipp**
>
> Die Mitarbeiterin könnte sagen: „Ich weiß, wie wichtig Ihnen diese Uhr ist. Sie haben Sie von Ihrem Mann bekommen. Wir gehen gemeinsam auf die Suche!"

Es fällt schwer, auf Beschuldigungen und Vorwürfe nicht mit Gegenargumenten zu reagieren. Der demenziell erkrankte Mensch wird sich nicht vom Gegenteil überzeugen lassen, sondern weiter schimpfen. Sie können den Konflikt nur stoppen, indem Sie sich nicht verteidigen, sondern die Gefühle des Erkrankten ansprechen. So gelingt es, die Auseinandersetzung empathisch aufzufangen.

> **Beispiel**
>
> Frau W., demenziell verändert, vermisst jeden Tag ihre braune (manchmal auch blaue) Jacke und beschuldigt Mitarbeitende, diese entwendet zu haben. Nachforschungen ergeben, dass die Jacke im Schrank hängt. Frau W. erkennt sie nur nicht mehr. Da sie in einem Büro gearbeitet hat, bittet man Frau W., eine Beschwerde an die Heimleitung zu schreiben. Nun gibt Frau W. regelmäßig nach dem Frühstück eine Beschwerde in der Verwaltung ab, klagt aber keine Mitarbeitenden mehr an. Für Frau W. war nicht die Jacke wichtig, für sie war entscheidend, dass sie ernst genommen wird.

Ein weiteres Beispiel zeigt, dass es für Angehörige oft äußerst beschämend ist, wenn sie angeklagt werden.

> **Beispiel**
>
> Herr S. befindet sich in der ersten Phase der Demenz und ist in seinem Dorf sehr bekannt als rechtschaffener Bürger. Seit einiger Zeit aber erzählt er seinen Nachbarn und Freunden immer wieder die Geschichte von seinem Sohn, der ihm seine gesamte Rente wegnimmt. Der Sohn versucht, diese Verleugnung immer wieder richtigzustellen, aber es bleibt bei ihm ein schaler Nachge-

schmack. Erst, als sich die kognitiven Ausfälle von Herrn S. deutlicher in seinem Umfeld zeigen, gibt es verständnisvolle Reaktionen aus dem Bekanntenkreis. Es ist nicht leicht, mit Anschuldigungen umzugehen, aber es hilft vielleicht, wenn man sich verdeutlicht, dass dies auch eine Phase ist, die vorbeigeht.

Das folgende Beispiel unterstreicht, wie wichtig es ist, auf die Gefühle einzugehen.

Beispiel

Frau G., demenziell erkrankt, beschuldigt ihre Tochter: „Das Essen, das Du kochst, schmeckt ganz komisch. Ich glaube, da ist was drin!" Die Tochter rechtfertigt sich und sagt: „Ich habe die Möhren genauso gekocht, wie Du es mir gezeigt hast!" Frau G. insistiert weiter und klagt: „Das kann nicht sein, mir wird davon schwindelig!"

Frau G. hat das Gefühl, dass sie vergiftet wird – eine wahnhafte Vorstellung, die auch ein Symptom der Erkrankung sein kann. Die Tochter kann hier mit Vernunftgründen nichts ausrichten. Frau G. lässt sich von ihren eigenen Gefühlen nicht abbringen. Empathische Reaktionen könnten so aussehen:

Tipp

„Mama, das tut mir leid, dass Dir davon schwindelig wird. Soll ich Dir stattdessen einen Joghurt bringen?"
oder
„Mama, bisher hast Du immer gekocht und wusstest, was im Essen ist. Jetzt ist es anders und Du bist vorsichtig geworden."

Gerade Angehörigen fällt es schwer, sich auf diese andersartige Kommunikation einzustellen. Manchmal hilft es, sich zu verdeutlichen, dass der demenzerkrankte Mensch nicht wirklich seinem Gegenüber etwas unterstellt, sondern häufig eine tiefe Verunsicherung und Hilflosigkeit dahinterstecken.

Auch Mitarbeitern aus der Küche oder im Service einer Pflegeeinrichtung kann es passieren, dass sie auf Anschuldigungen, die einen wahnhaften Charakter haben, die Einrichtung oder die Küche mit Rechtfertigungen reagieren.

Tipp

Praktische Tipps für eine entspannte Kommunikation bei Beschuldigungen

- Ruhe bewahren.
- Nicht auf das Gesagte reagieren, sondern das Gefühl dahinter erspüren.
- Die Vorwürfe nicht persönlich nehmen.
- Pragmatisch reagieren.
- Handlungsfähig bleiben.
- Nicht die eigene Haltung als die einzig richtige ansehen.
- Toleranz üben.
- Chaos nicht überbewerten.

Manchmal ist es auch die mangelnde Beschäftigung, die demenziell erkrankte Menschen dazu bringt, suchend herumzuirren und sich ihrer Güter zu erinnern. Sie wissen nicht mehr, was ihnen gehört oder was sie mit dem Einzug in die Einrichtung zu Hause lassen mussten. Zudem ist alles fremd, sodass sie misstrauisch werden. Sie verstecken Lieblingsteile, wissen aber schon kurze Zeit danach nicht mehr, wo sie sie hingetan haben. Deshalb ist es gut, Lieblingsverstecke zu kennen. Eine Tagesstruktur mit Aufgaben, die der Mensch mit Demenz noch erledigen kann, hilft zusätzlich. So kann Langeweile vorgebeugt werden. Vielfach helfen auch „Kramkisten", Werkzeugkästen oder der Küchenschrank, der wieder aufgeräumt werden muss.

Beispiel

Eine ältere Bewohnerin in einer Pflegeeinrichtung, die am Anfang einer Demenz steht, räumt tagtäglich nach dem Frühstück ihren großen Kleiderschrank aus, um zu kontrollieren, was sie noch hat. Bis zur Mittagszeit ist sie damit beschäftigt. Sie nimmt an keinen Angeboten des Hauses teil, lediglich vor dem Mittagessen stürmt sie in das Büro des sozialen Dienstes und ruft: „Jesses, Maria und Josef!" Dann muss der diensthabende Mitarbeiter den Schrank wieder einräumen. Den Nachmittag verbringt die Frau gemütlich im Sessel sitzend in ihrem Zimmer und ist zufrieden.

Tipp

Gibt es eine Tagesstruktur, die sich der Mensch mit Demenz selbst gibt, akzeptieren Sie diese!

Oftmals sind Handlungen, die Menschen mit Demenz ausführen, für das Umfeld ohne Sinn oder Relevanz. Diese Aktionen stammen aber oftmals aus einer Zeit, in der die Betroffenen noch aktiv den Pflichten oder Neigungen nachgegangen sind. Für sie ergeben diese Handlungen Sinn. Deswegen sollte man sie auch gewähren lassen und eher versuchen herauszufinden, was der demente Mensch vielleicht erzählen will (z. B. durch das Anknüpfen an alte Erinnerungen).

Beispiel

Frau G., 89 Jahre alt und am Anfang einer Demenz, ist im Leben immer sehr ordentlich und fleißig gewesen. In der Pflegeeinrichtung wischt sie nun immer die Tische ab, ob das gerade notwendig ist oder nicht. Um mit ihr ins Gespräch zu kommen, wird sie an diese guten Eigenschaften erinnert.

Tipp

So könnte man mit Frau G. in Kontakt treten: „Frau G., Sie sind eine sehr ordentliche Frau und kümmern sich gut um den Haushalt. Wir sind froh, dass Sie bei uns sind und sauber machen."
Damit werden Erinnerungen reaktiviert und das Selbstbewusstsein gestärkt.

Genussvolles Essen kann in manchen Fällen für die Mitarbeitenden ebenfalls eine Herausforderung darstellen.

Beispiel

Herr K., 89 Jahre alt und an einer Demenz erkrankt, nimmt sich vom Wurstteller erst die Scheibe Salami, dann belegt er das Brötchen mit Käse, verfeinert das Ganze mit Streichmettwurst und Marmelade. Nun beißt er herzhaft in sein „Werk".

Beispiel

Frau J., 97 Jahre, im dritten Stadium der Demenz, liebt es, Brötchen, Kuchen und andere Dinge in Kaffee oder Tee zu tunken. Der Tisch weist nach ihrem Frühstück immer große Kaffeepfützen auf. Die Mitarbeitenden tolerieren es und stören Frau J. nicht, indem sie sie reglementieren oder sofort hinter ihr her putzen.

Ob sich nun der alte Herr wie die jungen Menschen heute einen „Burger" baut oder die alte Dame wie vor 100 Jahren üblich aufgrund der Sparsamkeit zum Frühstück „Knabbeln" bekamen (altes, trockenes Brot, das in Kaffee oder Milch „gestippt" wurde), es ist sinnvoll, diese Eigenarten anzuerkennen.

Was die Zähne und das Gebiss angeht, ist es so, dass sich unter Prothesen („dritte Zähne") oft Essensreste setzen können. Das verursacht Druck und schmerzt. Deshalb ist immer wieder in Pflegeeinrichtungen zu sehen, dass die dort lebenden Menschen ihre „Dritten" beim Essen neben den Teller legen. Zu Hause, wenn man allein ist, stellt das kein Problem dar, in der Gemeinschaft wird dies aber oft nicht toleriert. Weisen Sie liebevoll darauf hin, dass Sie sich um die Zähne kümmern und reinigen Sie das Gebiss.

Tipp

Bedenken Sie:

- Jeder Jeck ist anders (eine Weisheit aus dem Rheinland).
- Nicht ich bin der Maßstab, was sein darf und was nicht.
- Herausforderndes Verhalten hat oft einen verständlichen Grund.
- Mich sollte nicht stören, was die anderen Bewohner akzeptieren.
- Herausforderndes Verhalten zeigt sich immer da, wo selbst bestimmtes Handeln eingeschränkt oder gestoppt wird.
- Überlegen Sie genau, ob Ihre Intervention notwendig ist, wenn sich gefährliches Verhalten abzeichnet.
- Versuchen Sie durch alternative Aufgaben oder Ideen ungewünschte Verhaltensweisen umzulenken.
- Seien Sie bereit, auch über Ihre eigenen Wertvorstellungen nachzudenken und sie unter Umständen für ein wertschätzendes Miteinander aufzugeben.

2

Wann spricht man von Gewalt in institutionellen Einrichtungen?

2.1 Behinderung des selbstständigen Handelns

In einer Pflegeeinrichtung zu leben, hat manchmal zur Folge, dass die Selbstbestimmung durch vielerlei Regeln und eine effiziente Arbeitseinteilung nicht genügend beachtet wird. Dies kann zur Gewalt oder herausforderndem Verhalten führen. Manchmal wissen die Protagonisten nicht, dass auch Menschen mit Demenz trotz ihrer Erkrankung Rechte haben.

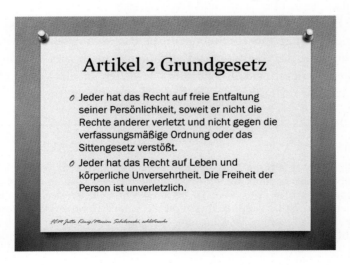

Artikel 2 Grundgesetz

ø Jeder hat das Recht auf freie Entfaltung seiner Persönlichkeit, soweit er nicht die Rechte anderer verletzt und nicht gegen die verfassungsmäßige Ordnung oder das Sittengesetz verstößt.

ø Jeder hat das Recht auf Leben und körperliche Unversehrtheit. Die Freiheit der Person ist unverletzlich.

> Demenzkranke Menschen können aufgrund ihrer kognitiven Einschränkungen keine gewalttätigen Aktionen planen oder herrschsüchtig sein.

Von Gewalt spricht man, wenn Menschen Handlungen oder Methoden einsetzen, um über einen anderen Menschen Macht auszuüben. Erkrankte Menschen können durchaus diese Form von Gewalt in einer Einrichtung erleben.

Es gibt zwei verschiedene Arten von Gewalt in Institutionen. Zum einen die **strukturelle Gewalt**, die von Bestimmungen, Regeln, Anweisungen und Handlungen gegen den Willen des zu Betreuenden ausgeht. Zum anderen geht es um die **personelle Gewalt** in einer Institution, bei der die gewalttätige Handlung direkt vom Täter zum Opfer geht. Diese Gewalt kann sich in Form von

- körperlicher,
- seelischer,
- sexualisierter Gewalt oder
- als Vernachlässigung zeigen.

Strukturelle Gewalt

Selbstständigkeit drückt sich in vielen Formen des Lebens aus. Es kann die Möglichkeit sein, über sein Geld frei verfügen zu können oder sich außerhalb der Essenszeit mit Essen zu versorgen. In Institutionen, die ein Zuhause sein wollen, gibt es Einschränkungen, die das unmöglich machen. Als Beispiel kann man das Thema „Geld" nehmen. Durch die Unterbringung in einer Pflegeeinrichtung kommen alte Menschen in die Verlegenheit, trotz guter Rente nur noch über ein Taschengeld zu verfügen.

> **Beispiel**
>
> Frau R., 72 Jahre alt, am Anfang einer Demenz, möchte Geld haben, weil sie ein Geburtstagsgeschenk für ihre Tochter kaufen will. Als sie erfährt, dass sie nur montags in der Zeit von 10.00 bis 11.30 Uhr Geld bei der Verwaltung bekommen kann, ist sie wütend. Sie schreit die Mitarbeiterin an der Rezeption an: „Das kann doch wohl nicht wahr sein, Sie haben mein Geld und ich bekomme es nicht! Meine Tochter hat am Sonntag Geburtstag und ich stehe dann mit nichts vor ihr und bin beschämt. Sie würden sich das bestimmt nicht gefallen lassen, wenn die Sparkasse Ihnen Ihr Geld nicht geben würde!" Die Mitarbeiterin ist ratlos.

Verwaltungsmitarbeiter können aufgrund ihrer Arbeitsbelastung Geldbeträge nicht jederzeit auszahlen. Das führt im Miteinander zu Konflikten. „Taschengeld" wird zu einem Konfliktpotenzial bei Menschen, die ihr Leben lang gearbeitet haben.

> Vielleicht kann die Schichtleitung im Wohnbereich die Geldausgabe übernehmen? Es wird überschaubar sein, wer Geld abholt.

Ein weiteres Beispiel für die Unterminierung der Selbstständigkeit:

Beispiel

Die Einrichtung hat einen Osterbasar organisiert. Es gibt viele schöne Dinge, die man kaufen kann. Von Schmuck über handgefertigte Karten bis zu Blumengestecken können Angehörige, Besuchende und Bewohnende hier österliche Dekorationen erstehen. Frau H., 84 Jahre alt, mit wenig kognitiven Einschränkungen, freut sich auf den Basar und möchte einkaufen. Ihre Tochter verwaltet aber den monatlichen Freibetrag („Taschengeld") und ist der Meinung, dass die Mutter aufgrund der Erkrankung nicht mehr mit Geld umgehen kann und von daher kein Geld braucht.

Frau H. möchte nun nicht auf den Basar gehen, sie weint und sagt:„ Da hat man alles für die Kinder getan und jetzt nehmen sie einem das letzte bisschen Geld weg."

Ein weiteres, oft diskutiertes Thema ist das Rauchen, ein Punkt, der immer wieder zu heftigen Auseinandersetzungen führt. Es handelt sich zum einen um ein Suchtverhalten, das man sich nicht so einfach abgewöhnen kann, zum anderen reicht der Freibetrag oft nicht, um das Verlangen zu stillen.

Beispiel

Herr J. ist empört. Die Pflegefachkraft schreibt ihm vor, dass er nur alle drei Stunden eine Zigarette bekommt, weil sein Geld nicht für mehr reicht. Zudem darf er nicht im Zimmer rauchen, sondern muss bei Wind und Wetter vor die Haustür. Er schimpft und tritt mit dem Fuß vor die Tür des Pflegestützpunktes.

Hier treffen zwei unterschiedliche Sichtweisen aufeinander: Herr J., der sich in seiner Freiheit eingeschränkt fühlt, und die Pflegekraft, die dem Brandschutz Genüge tun muss bzw. die finanzielle Situation des Bewohners überschaut.

> **Tipp**
>
> Hier hilft es nur, wenn Herrn J. deutlich gemacht wird, dass man seinen Ärger versteht, aber nicht anders handeln kann. Dieses Gespräch muss man allerdings öfter führen. Wichtig ist, den Ärger nicht persönlich zu nehmen.

Auch Resignation, Verzweiflung und Aussichtslosigkeit auf ein schönes Leben können zu herausforderndem Verhalten führen. Anzeichen sind dann depressive Verstimmungen bis hin zur Depression, emotionaler Rückzug, Antriebslosigkeit oder das Verweigern von Mahlzeiten. Der Mensch mit Demenz ist nicht mehr erreichbar.

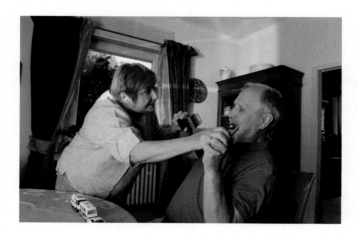

2.2   Verweigerung von ausreichend Inkontinenzmaterial

Firmen, die Inkontinenzmaterial herstellen, werben damit, dass das Fassungsvermögen immer mehr steigt. Sie rechnen genau aus, wie lange der Schutz hält, ohne dass er gewechselt werden muss.

Für jeden Menschen ist es ein wichtiges Anliegen, seine Körperausscheidungen zu kontrollieren. Bei Menschen mit Demenz ist das ebenso, besonders in der Anfangszeit, in der der Drang sich zu entleeren, noch wahrgenommen wird. Nicht immer ist der Impuls von Erfolg gekrönt, aber durch die Hilfestellung der Pflegenden baut der Erkrankte Vertrauen auf und die Angst, „dass keiner kommt" wird weniger. Dies mag am Anfang personalintensiv sein, zahlt sich aber auf Dauer aus.

Beispiel

Frau D., 78 Jahre alt und leicht dement, spürt, dass sie Urin lassen muss. Sie ruft die Schwester, die ihr entgegnet:„ Frau D. lassen Sie es laufen. Die Vorlage ist noch nicht voll!" Was für eine beschämende Situation, die aber immer öfter passiert, wenn es zu Personalengpässen kommt oder die Einrichtungen sparen müssen.

Beispiel

Frau S. ist 72 Jahre und leidet an einer frontotemporalen Demenz. Sie ist inkontinent, verweigert aber stetig das Hilfsmittel. Wenn Mitarbeitende es dennoch geschafft haben, es ihr anzuziehen, geht sie zur nächsten Ecke, nimmt es aus der Hose und wirft es weg. In ihrer Vorstellung ist sie keine richtige Frau mehr, wenn sie „so etwas" benötigt. Die Pflege weiß sich keinen Rat.

Tipp

Hier könnte das klassische Toilettentraining helfen. Die Mitarbeitenden erkennen in beiden Beispielen sehr schnell, wenn sie die zu Pflegenden genau beobachten, wann es nötig ist, inkontinente Menschen auf die Toilette zu begleiten. Es spart Zeit, zeigt individuelle Hilfestellung und spart Material.

Beispiel

Herr K., 78 Jahre alt und in der mittleren Phase der Demenz, braucht in der Nacht den Wechsel des Inkontinenzmaterials, da er viel Urin ausscheidet. Wenn die Nachtschwester ihn nun neu versorgen will, schlägt er sie und wehrt sich ganz entschieden. Er missversteht aufgrund seiner Krankheit die Situation und glaubt, dass die Pflegeperson sexuelle Handlungen an ihm vornehmen möchte.

Tipp

Nach der Fallbesprechung zu dem Verhalten von Herrn K. beschließen die Mitarbeitenden des Wohnbereiches, ihn vor dem Zubettgehen auf die Toilette zu begleiten, damit sich die Blase ganz entleeren kann. Ebenfalls wird die Flüssigkeitszufuhr gegen Abend etwas eingeschränkt. Die Pflegefachkraft muss ihn somit in der Nacht nicht mehr versorgen und ist vor den Angriffen geschützt.

Um die Eigenständigkeit der an Demenz Erkrankten zu erhalten, gibt es außer den handelsüblichen Vorlagen auch Systeme (Höschen). Allerdings reicht die pauschale Erstattung der Krankenkassen nicht, um den Bedarf annähernd zu decken. Deshalb wird in vielen Fällen in Einrichtungen auf die Vorlagen zurückgegriffen, um Kosten zu sparen.

2.3   Keine individuelle Pflege und Betreuung

Jeder Mensch entwickelt in seinem Leben Eigenarten, die für ihn selbst sinnvoll und hilfreich erscheinen. Für den einen ist es wichtig, täglich zu duschen, der andere möchte gerne einmal in der Woche ein Bad nehmen. Mit dem Einzug in eine Pflegeeinrichtung, die verspricht, „dass man sich hier zu Hause fühlt", erwarten viele Neuankömmlinge, dass alle Wünsche berücksichtigt werden können. Dies widerspricht aber jeder Erfahrung, die man mit Institutionen hat. Es wäre gut, wenn im Vorfeld der „Kunde", der in eine Pflegeeinrichtung einziehen möchte, darüber aufgeklärt wird, was möglich ist und was nicht. In einem Gespräch könnten so falsche Erwartungen revidiert und spätere Konflikte, die zu herausforderndem Verhalten führen könnten, beseitigt werden. Im „Expertenstandard Demenz" (2018) wird dies auch ausdrücklich gewünscht, indem man den zu Pflegenden und die Angehörigen befragt. Angehörige, die von Anfang an in den Prozess der Pflege und Betreuung mit einbezogen werden, fühlen sich geschätzt und können an der individuellen Integration des Menschen mit Demenz erheblich mitwirken und diese positiv beeinflussen. Situationen, in denen es zu Schwierigkeiten kommen kann, zeigen die nächsten Aussagen.

> **Beispiel**
>
> Frau H., 76 Jahre alt, war zeitlebens eine Nachteule. Sie ging spät schlafen und stand erst gegen Mittag auf. In der Pflegeeinrichtung, in der sie nun lebt, versuchen die Mitarbeitenden, dass alle Bewohner bis um 10 Uhr gefrühstückt haben, um an Angeboten teilnehmen zu können. Frau H. weigert sich aber heftig, indem sie sagt: „Lassen Sie mich schlafen, ich bin noch so müde, ich will meine Ruhe haben!"

Beispiel

Frau Z., 82 Jahre alt, Spanierin und an einer frontotemporalen Demenz erkrankt, lebte 30 Jahre in Deutschland, bevor sie in einer Pflegeeinrichtung untergebracht wurde. Sie hat große Probleme, an den drei Mahlzeiten teilzunehmen, da sie sich weigert, die üblichen Portionen an Kartoffeln, Fleisch oder Gemüse zu essen. In ihrer Heimat hat sie kleine Portionen (Tapas) über den Tag verteilt gegessen und sie wünscht sich dies auch in ihrem „neuen Zuhause". Für die Mitarbeitenden bedeutet das einen Mehraufwand und wird deshalb nur zögerlich umgesetzt.

Beispiel

Herr G., 94 Jahre alt und im ersten Stadium der Demenz, hat seit einiger Zeit Blutdruckschwankungen. Der hinzugezogene Arzt verschreibt ihm einen Blutdrucksenker. Herr G. weigert sich, diese Tablette zu nehmen. Er sagt: „Jetzt bin ich so alt geworden ohne diese Pillen. Ich sehe nicht ein, warum ich jetzt damit anfangen sollte." Die Pflegefachkraft überlegt, die Tablette zu mörsern und unter das Essen zu mischen. Nach der Rücksprache im Team wird vereinbart, den Arzt zu informieren und bis dahin die Entscheidung von Herrn G. zu respektieren.

> Individuelle Pflege heißt, nicht die Organisation über den Menschen zu stellen, sondern den Menschen in den Mittelpunkt der Pflege und Betreuung.

Die Wünsche und Bedürfnisse des Menschen mit Demenz werden berücksichtigt. Dies scheint zunächst eine sehr personalintensive Maßnahme zu sein. Das nächste Beispiel zeigt, dass Menschen mit Demenz keinen Bedürfnisaufschub leisten können, da sie Angst haben, ihr Anliegen zu vergessen.

Beispiel

Frau B., 76 Jahre alt, mit kleinen kognitiven Einschränkungen, bittet die Pflegefachkraft um einige Rollen Toilettenpapier. Die Mitarbeiterin verspricht ihr die Beschaffung, aber vertröstet sie auf einen späteren Zeitpunkt. Frau B. wendet sich nun an den nächsten Mitarbeiter, den sie sieht. Auch dieser ist zum jetzigen Zeitpunkt nicht bereit, ihr das Toilettenpapier zu bringen. Frau B. fährt mit dem Aufzug ins Erdgeschoss und klagt an der Rezeption über die Mitarbeitenden, die ihr den Wunsch nicht erfüllen. Erst in der Verwaltung, wo sie ihr Anliegen vorträgt, findet sie Gehör und der Hausmeister geht mit ihr, um das Papier zu besorgen. Vor dem Materialraum treffen sie auf die Mitarbeitenden, die Frau B. um Hilfe gebeten hatte. Was für ein Personalaufwand für eine kleine Bitte.

Was für gesunde Menschen oft unerklärlich ist, kann für Menschen mit Einbußen der Kognition eine große Bedeutung haben. Werden Bedürfnisse und individuelle Verhaltensweisen nicht anerkannt oder als unwichtig oder bedeutungslos angesehen, kommt es immer wieder zu herausforderndem Verhalten, was viel Zeit kostet und sehr personalintensiv ist.

Tipps

Tipps, die den Umgang leichter machen:

- Fragen Sie sich nicht, ob das Anliegen wichtig und berechtigt ist oder in Ihren Zeitplan passt.
- Versuchen Sie, sich in die Situation des Gegenübers zu versetzen.
- Ergründen Sie das vorherrschende Gefühl.
- Geben Sie Rückmeldung, dass Sie das Anliegen verstanden haben.
- Bieten Sie Hilfe an.
- Überlegen Sie, ob es jemanden anderen gibt, der zeitnah das Bedürfnis umsetzen kann.
- Informieren Sie den Bittenden darüber, wann und wie Sie seinen Wunsch erfüllen.
- Seien Sie in dem Gespräch ruhig, sachlich und zeigen Sie Verlässlichkeit.

2.4   Keine Möglichkeit der Mitgestaltung

Einrichtungsleitung, Mitarbeitende und der Medizinische Dienst der Krankenkassen definieren häufig, was „alte Menschen mit Einschränkungen" brauchen. Heimbeiräte können ihrerseits Vorschläge machen, sind aber oft mit der Aufgabe, Bedürfnisse von 80 oder 100 Menschen zu erfassen, überfordert.

Der „Expertenstandard Demenz" (2018) untersuchte Angebote (wie Tanz, Kochen oder Sitzgymnastik) auf die Bedeutung und den Wert für das Wohlbefinden der Senioren in den Einrichtungen. Es kam ein zu erwartendes Ergebnis heraus:

Nicht das Angebot ist entscheidend, sondern die Mitarbeitenden, die es durchführen.

Gerade demenziell erkrankte Menschen können oft den Anforderungen der verschiedensten Angebote nicht mehr folgen; sie sind auf individuelle Ansprache angewiesen. Bewohnerbezogene Einzelangebote sind aber in der Regel zeitintensiv und erfassen nur wenige Menschen. Deshalb gibt es in den Einrichtungen oft Gruppenangebote. Menschen mit Demenz fühlen sich hier verloren. Sie können dem Thema nicht folgen, sind durch die vielen verschiedenen Interaktionen der Mitbewohnenden abgelenkt und verwirrt. Sie ziehen sich dann zurück oder zeigen ein herausforderndes Verhalten: lautes Rufen, ständiges Aufstehen oder monotones Klatschen. Reaktionen der anderen Teilnehmergruppe sind dann in der Regel Unverständnis und Schimpfen oder Beleidigungen.

Beispiel

Die Alltagsbegleiterin hat eine Gruppe von Bewohnerinnen zusammengestellt, von denen sie glaubt, dass diese gerne Kartoffeln schälen. Frau S., 87 Jahre alt und an einer schweren Demenz erkrankt, hat vergessen, wie man Kartoffeln schält. Sie isst die Schalen und wird von den anderen Frauen mit den Worten attackiert: „Was machst Du denn da! Bist Du verrückt? Die Schalen kann man doch nicht essen!" Frau S. weint nun leise vor sich hin und die tröstenden Worte der Betreuungskraft helfen ihr nicht weiter.

Im Internet zeigen engagierte Mitarbeiter, welche genialen Bastelideen sie in ihrer Einrichtung anbieten. Es sind oftmals Arbeiten, die Geschick, Ausdauer und handwerkliche Fertigkeiten von den Bastelnden verlangen. Menschen mit Demenz und andere gehandicapte Menschen sind nicht in der Lage, mitzumachen, sie sitzen oft als Zuschauer dabei.

Beispiel

Eine Mitarbeiterin des Sozialen Dienstes bastelte mit den Angehörigen auf einer Demenzstation Weihnachtsdekoration. Die zu Betreuenden saßen hinter ihren Angehörigen und waren nicht beteiligt. Die Angehörigen waren von dem Angebot begeistert und lobten die Betreuungskraft. Auf Nachfrage, wer denn hier Freude am Angebot haben und wen die Mitarbeiterin beschäftigen sollte, gab es nur ein Schulterzucken und Unverständnis.

Beispiel

Ehrenamtliche Mitarbeiter stellen im Demenzbereich mit den Bewohnenden Plätzchen her. Anschließend bringen sie diese zur Verkostung. An den kleinen Meisterwerken kann man sehen, dass die ehrenamtlichen Mitarbeitenden ihr Bestes gegeben hatten. Die demenziell Erkrankten sind auch hier Zuschauer des Backens. Nach einem guten Gespräch mit den ehrenamtlichen Tätigen sehen die Plätzchen nach der nächsten Backaktion sehr individuell aus. Die Teilnehmenden haben nun Mehl in den Haaren und viel vom Teig wurde „probiert", aber diese Aktion macht allen großen Spaß.

Mitmachen, einbezogen werden und Wertschätzung zu erfahren, sind die Bausteine für ein gutes Miteinander.

Erfahrungen zeigen, dass es allen Mitarbeitenden in der Pflege schwerfällt, nichts zu tun, nur da zu sein oder nur gut zuzuhören. Gut Zuhören erfordert aber, sich auf das Gegenüber einzustellen, die eigenen Gefühle zurückzustellen und nicht sofort nach einer Lösung zu suchen. Bewohnende von Pflegeeinrichtungen haben viele Verluste im Laufe ihres Lebens hinnehmen müssen, die sie jetzt im Alter aufarbeiten. Es erleichtert sie, davon zu erzählen und ein mitfühlendes Gegenüber zu haben. Sie wollen sich „aussprechen" und nicht sofort einen Ratschlag oder eine angebotene Lösung präsentiert bekommen. Ganz häufig gibt es auch nicht die schnelle Lösung oder der Betroffene muss selbst nach dem Schlüssel suchen, der für ihn angemessen ist. Deshalb ist es so wichtig, den Menschen Zeit zu geben, ihre Sorgen mitzuteilen und dann darauf zu reagieren. Mitarbeitende in der Pflege fühlen sich jedoch besser, wenn sie lösungsorientiert handeln können und nicht, wenn sie erkennen müssen, dass ein Problem unlösbar ist.

Beispiel

Frau G., 93 Jahre alt und am Anfang einer Demenz, weint fast den ganzen Tag. Sie quält sich mit der Frage, ob die vorgenommene Abtreibung in der Jugend jetzt dazu führt, dass sie in die Hölle kommt. Frau G. ist sehr streng erzogen worden und hat Angst. Die Mitarbeiterin hört genau zu, regt Frau G. dazu an, ihre Angst auszusprechen und betet mit ihr. Nach einem solchen Gespräch ist Frau G. erleichtert und das Weinen hört für eine Weile auf.

Die Mitarbeiterin erkennt, dass sie den Konflikt von Frau G. nicht dauerhaft lösen kann. Durch das demenzielle Geschehen können irgendwann auch problematische Dinge vergessen werden.

Tipp

Diese Sätze können helfen:
„Ich kümmere mich um Ihr Problem!"
„Sie wissen nicht mehr ein noch aus? Was kann man tun?"
„Ich bin jetzt im Moment ratlos, ich muss darüber nachdenken!"
„Das ist eine schwere Zeit für Sie gewesen!"
„Sie kennen das Problem, wie können Sie sich selbst helfen?"
„Wer kann Ihnen weiterhelfen?"
„Was kann ich für Sie tun?"

Bei schweren Demenzen hilft die Validation. Das Gespräch sollte den Betroffenen Wertschätzung gegenüberbringen und sie dazu anregen, Gefühle auszusprechen und sie zu beruhigen.

2.5 Übertriebene Erwartungshaltung

Menschen, die ihre Angehörigen in einer Pflegeeinrichtung unterbringen, haben dabei oft ein schlechtes Gefühl. Kinder haben erlebt, dass Vater oder Mutter nie in ein „Heim" wollten. Der Ehemann, der seine Frau unterbringt, hatte ihr doch versprochen, sie bis zum Tod zu pflegen. In nicht deutschsprachigen Kulturkreisen ist es oftmals eine Schande, sich nicht zu Hause um die alten Eltern zu kümmern. Zu wenig Zeit zur Pflege und schwierige Wohnverhältnisse sind Gründe, die Pflege und Betreuung der Angehörigen abzugeben.

Bei Menschen mit Demenz kommt es in der mittleren und schweren Krankheitsphase dazu, dass eine vollstationäre Aufnahme in einer Einrichtung fast immer unumgänglich ist. Beim Aufnahmegespräch in einer Einrichtung, in der man sich um einen Pflegeplatz bemüht, werden viele weitere Gründe und Einschränkungen genannt, warum eine Pflege zu Hause nicht möglich ist.

Gesellschaftliche Aufgabe

Gründe können sein:
- Der Ehepartner ist selbst erkrankt oder aufgrund des Alters nicht mehr in der Lage zu pflegen.
- Die Kinder wohnen weit entfernt von den Eltern.
- Die Beziehungen zwischen den Angehörigen sind abgebrochen.
- Der Tag- und Nachtrhythmus ist gestört und der Pflegende ist überfordert.
- Es kommt zu aggressivem und herausforderndem Verhalten.
- Die Geschwister sind sich nicht einig über die Pflegeaufgaben.
- Die Mehrfachbelastung Pflege, Berufstätigkeit und eigene Familie sind nicht miteinander vereinbar.

Bei den vielen Flyern und Leitbildern, mit denen Pflegeeinrichtungen werden, wird gerne mit einer „hausähnlichen Pflege und Versorgung" geworben. Da steht: „Das ist Ihr neues Zuhause" oder „Bei uns sollen Sie sich wohlfühlen, wie zu Hause!" Angehörige reagieren auf diese Slogans mit großen Erwartungen an die Einrichtung. Wenn der Vater zu Hause gefallen ist, glaubt man, dass dies bei der professionellen Pflege im Heim nicht mehr passieren kann. Wenn der Angehörige bisher lieber still in seinem Zimmer gesessen hat, erwartet man, dass die Motivationsversuche des Sozialen Dienstes dazu führen, dass er jetzt jedes gemeinschaftliche Angebot besucht. Oftmals räumen die beratenden Mitarbeitenden diese überzogenen Forderungen nicht aus. Ebenso fehlen meist ausreichende Informationen, nach welchen Pflegekonzepten das Haus arbeitet. Das kann nach einer Aufnahme des Angehörigen in die Pflegeeinrichtung zu Konflikten und Spannungen führen.

Beispiel

Die Tochter von Frau M. kann nicht verstehen, dass eine Bewohnerin immer wieder das Zimmer der Mutter betritt. Es ärgert sie, dass die Frau dann im Bad, wie selbstverständlich, auf die Toilette geht. Auch ihr Schimpfen führt nicht dazu, dass das Verhalten sich ändert. Wenn sie die Mitarbeitenden zur Hilfe holt, bekommt sie als Antwort: „Die herumirrende Frau ist dement und kann nichts dafür!" Die Tochter ist sauer und versteht nicht, warum die Privatsphäre ihrer Mutter nicht geschützt wird.

Die Tochter von Frau M. weiß nicht, was es heißt, an einer Demenz zu erkranken. Sie möchte das „Zuhause" ihrer Mutter schützen und ihre Fragen und Sorgen werden nicht aufgegriffen. Sie fühlt sich getäuscht.

Fehlende Informationen und keine Erklärungen für ein Handeln, das erst einmal unverständlich erscheint, sind eklatante Gründe dafür, dass Pflegeeinrichtungen oftmals einen schlechten Ruf haben.

Beispiel

Der Sohn von Frau H., einer demenziell erkrankten Frau, versteht nicht, warum seine Mutter das Essen nicht angereicht bekommt. Zu Hause hat seine Frau die alte Dame liebevoll umsorgt und ihr das Essen gereicht. Er beschwert sich bei der Wohnbereichsleitung: „Sie wissen doch, dass meine Mutter nicht mehr allein essen kann. Jetzt sitzt sie da und nimmt die Kartoffeln und das Gemüse mit den Fingern und steckt es in den Mund. Das ist unappetitlich." Die Mitarbeiterin erklärt Herrn H., dass in dem Demenzbereich auf die Ressourcen der Bewohnenden zurückgegriffen wird. Frau H. genießt es, mit den Fingern zu essen und isst so besser als beim Anreichen. Herr H. versteht nun die Haltung der Mitarbeitenden und versucht, sein eigenes Unbehagen den Bedürfnissen seiner Mutter unterzuordnen..

Beispiel

Frau K. betritt um 11 Uhr das Zimmer ihrer Mutter in einer Pflegeeinrichtung. Die Mutter liegt im Bett und ist noch nicht gewaschen. Sie ist empört und schimpft mit dem anwesenden Mitarbeiter: „Jetzt zahle ich schon so viel Geld für die Pflege und niemand kümmert sich um meine Mutter! Sie ist nicht gewaschen, hat noch nichts gegessen und liegt noch im Bett. Ich werde mich an die Heimaufsicht wenden!" Der Mitarbeiter bleibt ruhig und erklärt der Tochter, dass die Mutter eine unruhige Nacht hatte und um acht Uhr erklärt hat, dass sie noch schlafen möchte. Man hat ihr das Frühstück ins Zimmer gestellt und sie hat es mit Appetit gegessen. Zum Mittagessen hat sie sich bereit erklärt, aufzustehen. Frau K. ist nach dem Gespräch immer noch aufgeregt und beruhigt sich erst, als der Mitarbeiter ihr anbietet, an dem monatlichen Gespräch mit der Einrichtungsleitung „Pflege trifft Angehörige" teilzunehmen.

Angehörige, die lange Jahre zu Hause gepflegt haben, erleben viele Verhaltensweisen der Mitarbeitenden als befremdlich. In gemeinsamen Gesprächsrunden können die Angehörigen ihre Fragen und Wünsche ansprechen und die Pflegenden und Betreuenden sind in der Lage, ihre Handlungsweisen zu erklären.

Informationen und das Miteinbezogen-werden sind wichtige Voraussetzungen für eine gute Zusammenarbeit von Einrichtung und Angehörigen. Nur wenn diese zwei Säulen miteinander kooperieren, ist das Wohl des Erkrankten gesichert.

Tipp

So gelingt ein gutes Miteinander

- Erklären Sie dem Angehörigen schon beim Beratungsgespräch, welche Leistungen die Einrichtung bietet und welche Erwartungen nicht erfüllt werden können.
- Erklären Sie beim Aufnahmegespräch, nach welchen Pflegegrundsätzen das Haus arbeitet.
- Bieten Sie eine Mitgestaltung an.
- Gehen Sie auf den Angehörigen zu und erzählen Sie ihm, wie es dem Demenzerkrankten geht oder was ihm hilft, sich einzugliedern.
- Hören Sie dem Angehörigen gut zu. Aus seinen Schilderungen können Sie für die eigene Arbeit lernen.
- Bei Kritikgesprächen bleiben Sie ruhig und sachlich. Oftmals ist die eigene Hilflosigkeit oder Angst der Grund für den Ärger.
- Organisieren Sie Gesprächsrunden, in denen die Angehörigen sich austauschen können oder Fragen zu den verschiedenen Pflegekonzepten beantwortet werden.
- Im „Expertenstandard Demenz" (2018) wird die Rolle der Angehörigen als wichtiger Pfeiler des Wohlbefindens der Menschen mit Demenz angesehen.
- Betrachten Sie die Angehörigen nicht als Störenfriede der Wohnbereiche.

2.6   Unzureichende Fortbildung

Wer mit Menschen arbeitet, muss sich fortbilden. Die dreijährige Ausbildung reicht nicht für die vielen Jahre, die Mitarbeitende in der Pflege verbringen. Fortbildungen im eigenen Haus bieten die Möglichkeit, sich untereinander und ohne Zeitdruck auszutauschen. Sie sind auch der Nährboden für Weiterentwicklung und Innovation. Denn auch Pflege entwickelt sich weiter und die zwischenmenschlichen Beziehungen sind es wert, sich gegenseitig zu reflektieren. Dies gilt nicht nur für die Mitarbeitenden in Pflege, Betreuung, Küche, beim sozialen und technischen Dienst, sondern auch für die Einrichtungsleitungen und Verwaltungsmitarbeitenden.

Beispiel

Eine Auszubildende berichtet aus ihrem Pflegealltag: „Wenn ich mit den neuen Ideen aus der Schule komme, höre ich ganz oft: ‚Das machen wir hier anders'. Es hört mir keiner zu, sondern es wird betont, dass man schon jahrelang in der Pflege ist und weiß, wie es geht. Ich bin dann ganz verunsichert, mache es dann nach ‚Art des Hauses', um nicht aufzufallen oder ausgeschlossen zu werden."

Neue Ideen, veränderte Strukturen in der Organisation einer Pflegeeinrichtung werden nicht sonderlich favorisiert. Bei dem heutigen Personalnotstand ist es aber dringend erforderlich, dass sich Einrichtungen neu aufstellen, um am Markt bestehen zu können. Gut ausgebildete und fortgebildete Mitarbeitende sind ein Garant für zuverlässige und professionelle Arbeit.

Beispiel

In Fortbildungen erlebe ich es immer wieder, dass Mitarbeitende beklagen, dass die Organisation wichtiger ist als der erkrankte Mensch. Herr T. ist in der Pflege tätig und berichtet: „Wenn der Essenswagen nicht zur angebenden Uhrzeit nach unten gefahren wird, gibt es Ärger mit der Küche. Unsere kleinen Teeküchen hat man abgeschafft. Bewohnende, die langsam essen, bekommen nicht ausreichend Zeit für ihre Mahlzeit oder müssen die Kartoffeln kalt essen, da es keine Mikrowelle gibt. Das Mittagessen zu begleiten, ist für uns Stress pur." Gerade aber die ruhige Einnahme der Mahlzeiten ist laut „Expertenstandard Demenz" (2018), wichtig für das Wohlbefinden der demenziell Erkrankten.

Fortbildungen zeigen, welche neuen Erkenntnisse es im Bereich Pflege und Betreuung gibt, und regen an, Strukturen zu hinterfragen und neue Sichtweisen zu erkennen. Sie sind Impulsgeber, um eingefahrene Verhaltensweisen zu verändern. In Fortbildungsinstituten kommt als weiterer Lerneffekt hinzu, dass Mitarbeitende aus verschiedenen Einrichtungen zusammenkommen und man andere Vorgehensweisen kennenlernt. Fortbildungen dienen also dazu, immer wieder das eigene Handeln zu hinterfragen und zu eruieren, ob die Bedürfnisse der zu pflegenden und betreuenden Menschen ausreichend berücksichtigt werden. Im Alltagsgeschäft haben Mitarbeitende oft wenig Austausch über ethische Fragestellungen oder Machtverhältnisse innerhalb der Wohnbereiche.

Beispiel

Innerhalb einer Fortbildung zum Thema: „Freiheitseinschränkende Maßnahmen" äußert eine Mitarbeiterin: „Es ist in jedem Fall notwendig, Frau Z. beruhigende Medikamente zu verabreichen, sonst können wir sie nicht pflegen!" Auf Nachfrage, zu welcher Zeit Frau Z. gepflegt wird, sagt die Mitarbeiterin: „Natürlich morgens, wann sonst?" Anregungen, Frau Z. vielleicht am Abend oder am späten Vormittag zu pflegen und auf die sedierenden Mittel zu verzichten, werden nun in Betracht gezogen. Zudem soll Frau Z. gefragt werden, wann und wie sie gepflegt werden möchte. Frau Z. leidet an einer Psychose und ist nicht fortwährend kognitiv eingeschränkt.

Oftmals wird den Mitarbeitenden erst in Fortbildungen bewusst, wie sehr der organisatorische Ablauf das Leben in den Einrichtungen bestimmt. Man reflektiert nicht mehr, welche Möglichkeiten man noch hat, sondern unterwirft sich dem Diktat der Struktur. Weiterhin ist es problematisch, wenn nur einzelne Mitarbeitende eines Wohnbereichs an einer Fortbildung teilnehmen. Das neu erworbene Wissen des Multiplikators führt nicht immer dazu, dass alle Mitarbeitenden aus dem Wohnbereich dieses umsetzen.

Beispiel

In einer großen Kampagne wurden Mitarbeitende eines ganzen Hauses in Kinästhetik geschult. Hier soll die Bewegung von in der Pflegeeinrichtung lebenden Menschen schonend, beispielsweise ohne Heben und Tragen, unterstützt werden. Die Fortbildung zog sich über zwei Jahre hin und kostete viel Zeit und Geld. Es wurden auch Multiplikatoren ausgebildet, die immer wieder den Mitarbeitenden Hilfestellung geben sollten. Niemand kontrollierte, ob die Richtlinien der Maßnahme angewendet wurden. Nach kurzer Zeit arbeiteten die Mitarbeitenden wieder nach ihren eigenen Regeln. Dies zeigt: Wenn etwas verändert werden soll, muss man es auch nach der Schulung weiterhin begleiten.

Fortbildungen

Fortbildungen sind nur dann sinnvoll, wenn:

- die Geschäftsführung Schulungen als Innovation für Fortschritt und Weiterentwicklung unterstützt.
- alle Mitarbeitenden eines Bereiches fortgebildet werden.
- neue Aspekte der Pflege und Betreuung ausprobiert, begleitet und unterstützt werden.
- die Mitarbeitenden, die im direkten Umgang mit den Erkrankten sind und keine qualifizierte Ausbildung haben, fortwährend geschult werden.
- auch ethische Fragestellungen aufgeworfen und kommunikative Fähigkeiten verbessert werden.

2.7   Personalbemessung und Arbeitsbedingungen

Um eine gute und qualifizierte Pflege durchgängig zu gewährleisten, braucht es eine entsprechende Anzahl von Mitarbeitenden. Das Personalbemessungsgesetz vom Juli 2023 mit einer Übergangsfrist bis 2025 will nun auf den Mangel an Fachkräften reagieren und gibt den Assistenzkräften in der Pflege mit einer einjährigen oder zweijährigen Ausbildung neue Handlungskompetenzen. Dies ändert aber nichts an der derzeitigen Situation, dass Mitarbeitende in der Pflege zehn Erkrankte im Schnitt zu pflegen haben. In den Niederlanden werden nur fünf Menschen von einer Pflegekraft versorgt. Zusätzlich zu dem Personalnotstand, der sich in den nächsten Jahren erst deutlich abzeichnen wird, kommt es verstärkt zu Überlastungen, die wiederum zu Krankheitsausfällen führen. Mitarbeitende, die dann von Zeitarbeitsfirmen geholt werden müssen, können oft nicht unmittelbar die Wünsche der Bewohnenden berücksichtigen.

Unzufriedenheit

Darum sind Mitarbeitende unzufrieden in der Pflege:
- Schlechte Bezahlung der anspruchsvollen Aufgabe
- Fehlende digitale Pflegedokumentation
- Abbau von Bürokratie in der Dokumentation
- Keine tatsächliche Bedarfsanalyse der Personalbemessung
- Nichteinhaltung der freien Tage
- Fehlen von persönlich zugeschnittenen Arbeitsmodellen, die Familie, Freizeit und Beruf miteinander verbinden

- Fehlende Kinderbetreuungsangebote, Abhol- oder Bringdienste von Kindergarten und Schule, Hausaufgabenbetreuung und anderes
- Wenig Wertschätzung im Team und durch Vorgesetzte
- Kaum Anerkennung in der Gesellschaft

Das Problem wurde im Gesundheitsministerium durch Herrn Prof. Lauterbach erkannt. Er betont, dass Pflege keine Akkordarbeit sein darf. Es müssen genügend Mitarbeitende vor Ort sein, um den erforderlichen Pflegeaufwand leisten zu können. Ebenso muss die Zuwendung und das menschliche Miteinander im Pflegealltag seinen Platz haben. Mitarbeiterbindung entsteht durch eine angemessene Bezahlung, Wertschätzung, Mitspracherecht und ein gutes Arbeitsklima, das die Arbeitgeber leisten können. Zudem sagt der Minister, dass er sich für die Digitalisierung des Gesundheitswesens einsetzt, um den Mitarbeitenden zeitliche Ressourcen zu schaffen (Lauterbach, 2023).

Zu herausforderndem Verhalten kommt es auch häufig, wenn die Mitarbeitenden ständig wechseln, Zeitarbeitsfirmen eingesetzt werden, deren Mitarbeitenden die Bewohnenden nicht kennen und die speziellen Bedürfnisse nicht berücksichtigen. Gerade Menschen mit Demenz sind aufgrund ihrer kognitiven Einschränkungen auf bekannte Personen angewiesen. Ein Wechsel der Mitarbeitenden bedeutet für sie eine verstärkte Verunsicherung und damit noch weniger Sicherheit in einer nicht mehr zu deutenden Welt. Für die Mitarbeitenden ist eine zusätzliche Belastung mit einem immer wieder neuen Kollegenkreis die täglichen Aufgaben bewältigen zu müssen. Es kostet Zeit. Zudem sind viele Absprachen nötig, um bewohnergerecht zu pflegen. Der Aspekt, dass Pflegefachkräfte von Zeitarbeitsfirmen auch noch mehr verdienen und sich ihre Arbeitszeit oftmals aussuchen können, verschärft das Problem der fest angestellten Mitarbeitenden. Durch den Fachkräftemangel werden Mitarbeitende häufig aus den freien Tagen geholt, um Lücken zu füllen. Man kann sich ausrechnen, dass dies auf Dauer nicht zielführend ist, da es zu Krankheitsausfällen und Überlastungen der Pflegenden und Betreuenden führt.

Herausforderndes Verhalten kommt also nicht von ungefähr, das heißt, oftmals sind die Bedingungen in der Pflege nicht dem Menschen zugewandt, sondern organisatorische Voraussetzungen machen eine qualitative, gute Pflege unmöglich.

Gesellschaftliche Aufgabe

„Die Arbeit mit den alten, verwirrten Menschen könnte ich nicht machen! Den Dreck wegmachen und dann den ganzen Tag unter Stress stehen. Da wird man doch selbst verrückt!" (Aussage der Tochter einer demenzerkrankten Frau)

Mitarbeitende in Pflege und Betreuung bekommen immer wieder gespiegelt, dass die Arbeit, die sie gewählt haben, eigentlich keiner machen möchte. Sicherlich ist nicht jeder für die Pflege und Betreuung von Menschen geschaffen, aber in der Art und Weise, wie über diesen Beruf geurteilt wird, ist es oftmals diskriminierend.

Durch die Versäumnisse der vergangenen Jahre, den Beruf attraktiv zu gestalten, gibt es heute einen „Pflegenotstand". Die Pflege und Betreuung von Menschen mit Handicaps sind verantwortungsvolle, vielseitige und für den Pflegenden selbst bereichernde Aufgaben. Nie kann man mehr über sich selbst und das Leben als in der Fürsorge für Erkrankte lernen. Diese gesellschaftliche Aufgabe kostet selbstverständlich Geld. Wenn es eine qualifizierte gute Pflege und Betreuung in den vorhandenen Einrichtungen geben soll, dann muss jeder dafür Sorge tragen, dass die Beschäftigten nicht ausgebeutet, sondern gut bezahlt werden. Pflege kostet – in den Niederlanden doppelt so viel wie in Deutschland.

Das gilt für eine ambulante Pflege durch Angehörige im eigenen Zuhause genauso. Hier sind ebenso ausreichend finanzielle Mittel und Unterstützung bereitzustellen, denn sie bewahren das Gesundheitssystem vor einem Kollaps.

Beispiel

Herr P. fühlt sich von der Gesellschaft alleingelassen. Er hat eine demenzkranke Frau und ist Tag und Nacht in Pflegebereitschaft. Er sagt: „Gerade nachts ist es besonders schwer, denn ich brauche meinen Schlaf, sonst schaffe ich den nächsten Tag nicht!". Eine Hilfe in der Nacht gibt es nicht – oder sie ist mit der Rente nicht bezahlbar.

Die Pflege und Betreuung von Menschen hat keine Lobby, die sich für gesellschaftliche Veränderungen oder bessere Arbeitsbedingungen einsetzt.

Beispiel

Eine Abiturientin sagt: „Eigentlich würde ich ja gerne eine duale Ausbildung machen, pflegen und gleichzeitig studieren. Wenn ich mir aber die Arbeitszeiten in der Pflege anschaue und immer wieder höre, dass die freien Tage nicht eingehalten werden, mache ich doch lieber etwas anderes!"

Der Beruf an sich schreckt die jungen Leute weniger ab als die gesellschaftliche Meinung dazu. Die Abwertung dieser Beschäftigung oder die Darstellung des Schreckens von Institutionen in den digitalen Medien sollten aufhören. Es könnte sein, dass jeder diese Tätigkeit eines Tages in Anspruch nehmen muss. Zudem sind Einrichtungen der Pflege hierarchisch strukturiert, sodass Mitbestimmung, neue Ideen oder Verbesserung in der Arbeitsgestaltung oftmals nicht gehört oder abgewimmelt werden. Die Gesellschaft hat die Aufgabe, Pflege und Betreuung als Arbeitsgebiete zu schätzen und dafür zu sorgen, dass junge Menschen den Wunsch verspüren, diese Aufgabe zu übernehmen.

> **Beispiel**
>
> Vor langer Zeit besuchte ein junger Mann eine Demenzfortbildung mit seiner Oma. Der Opa war erkrankt und beide Familienmitglieder wollten lernen, wie sie Konflikten aus dem Weg gehen können. Dem jungen Mann gefiel die Fortbildung so gut, er lernte viel über menschliche Verhaltensweisen, dass er sich entschloss, eine Ausbildung in der Pflege zu beginnen. Heute arbeitet er im Qualitätsmanagement.

Ebenso zeigt auch die Vorbildfunktion in den Pflegeeinrichtungen oder Krankenhäusern, dass durch gute Anleitung neue Mitarbeitende gewonnen werden können.

2.8 Rückzug und Teilhabe

Eine große Errungenschaft war es, als die Mehrbettzimmer in Pflegeeinrichtungen zugunsten der Einzelzimmer abgeschafft wurden. Dadurch konnten 80 % der dort lebenden Menschen sich in ihr eigenes Zimmer zurückziehen, wenn sie den Wunsch danach hatten. In Wohnbereichen mit überwiegend demenziell Erkrankten ist aber das eigene Zimmer häufig verwaist. Da der kognitiv eingeschränkte Mensch sich in seiner Umwelt nicht mehr zurechtfindet, sucht er ständig Hilfe und Orientierung. Er ist auf Menschen angewiesen, die ihm Unterstützung in seiner Hilflosigkeit geben. Störend wird dabei oftmals das Weinen oder Rufen der Mitbewohnenden empfunden, die ebenfalls Aufmerksamkeit haben möchten. Der Geräuschpegel in einem Wohnbereich mit vielen gehandicapten Menschen ist oftmals sehr hoch. Finden dann noch Angebote in dem häufig viel zu kleinen Aufenthaltsraum statt, sind Menschen mit Demenz schnell überfordert. Rollstuhl-fahrer können sich nicht selbstständig fortbewegen, da der Platz fehlt. Einmal am Tisch platziert, ist ein Wechsel der Umgebung nicht möglich. Dies schafft Unmut und führt zu Ärger und Konflikten.

Kleinere Nischen in den Fluren und Aufenthaltsräumen, die nicht mit Möbeln voll gestellt sind, wären erstrebenswert. Brandschutzauflagen berücksichtigen zudem oftmals nicht die Bedürfnisse von kognitiv eingeschränkten Menschen, die ständig laufen müssen. Sessel oder andere Sitzmöglichkeiten sind auf den Fluren nicht erlaubt, deshalb gibt es wenig Rückzugsgebiete. Bereiche für Menschen mit Demenz sollten maximal 15 Personen beherbergen. Kleinere Wohngruppen haben den Vorteil, dass sich hier Menschen zu Hause fühlen können. Gärten sollten standardmäßig zu einer Pflegeeinrichtung gehören. Hier gibt es die Möglichkeit, sich zu bewegen und Erholung zu finden. Dies ist auch für die Mitarbeitenden eine Entlastung im Alltag. Denn der Wunsch nach Fortbewegung ist in der Demenz oft stark ausgeprägt. Diese noch vorhandene Ressource muss Beachtung finden. Menschen, die an einer frontotemporalen Demenz leiden, sind darauf fixiert, ihren eigenen Lebensrhythmus beibehalten zu können. Sie sind nicht flexibel oder bereit, sich auf vernünftige Gründe einzulassen. Um hier herausforderndes Verhalten zu minimieren, ist es ratsam, die Eigenheiten zu akzeptieren.

Beispiel

Herr. J., 76 Jahre alt und an einer frontotemporalen Demenz erkrankt, möchte um 19 Uhr zu Abend essen. Er ist es so gewohnt. Im Wohnbereich wird allerdings um 17.30 Uhr das Abendessen bereitgestellt. Herr J. schimpft: „So ein Unfug, es ist viel zu früh. Ich esse jetzt nicht!" Die Mitarbeitenden akzeptieren nach einer Weile und stetigen Weigerungen das Anliegen von Herrn J. und geben ihm seine Abendmahlzeit um 19 Uhr im eigenen Zimmer.

Wohnformen wie Wohngemeinschaften sind auch in einer stationären Einrichtung personalintensiver, bieten jedoch für Mitarbeitende und die dort lebenden Menschen Lebensqualität. Wohnbereiche mit vielen Menschen haben hingegen den Nachteil, dass viele unterschiedliche Bedürfnisse aufeinanderstoßen. Ein Teil der dort lebenden Menschen mag das Fernsehprogramm verfolgen, ein anderer Teil fühlt sich gestört und reagiert unruhig.

Beispiel

Um eine gute Atmosphäre beim Essen zu gestalten, spielten die Mitarbeitenden CDs mit klassischer Musik ab. Ein Bewohner beschwerte sich lauthals: „Bei dem Geklapper mit dem Geschirr kann ich die Musik nicht hören und schon gar nicht, was mein Tischnachbar sagt. Stellen Sie die Musik lauter oder aus!"

Auch gibt es Wohnbereiche, in denen die personenbezogene Stimulation nicht ausreichend ist. Die meisten Mitarbeitenden konzentrieren sich auf ihre Pflegeaufgaben, die Alltagsbegleitpersonen sind mit der Abwicklung der Mahlzeiten beschäftigt, sodass die dort wohnenden Menschen im Aufenthaltsraum sich selbst überlassen sind. Es findet zu wenig Kommunikation statt. Menschen mit Demenz brauchen immer wieder die persönliche Ansprache und Validation im Vorübergehen. Wichtig ist auch, die Erkrankten in den Alltag mit einzubeziehen, z. B. beim Kartoffelschälen oder beim Abwasch. Fehlende Teilhabe und Mitgestaltung können zur Apathie und Depression führen. Jeder fünfte Mensch mit einer demenziellen Erkrankung leidet in einer Pflegeeinrichtung an einer Depression.

Feste können für Erkrankte ebenso schwierig und gleichermaßen eine Abwechslung im Alltag oder eine starke Belastung bedeuten. Es ist nicht leicht, hier das richtige Maß zu finden.

Prävention

Präventive Maßnahmen für ein gutes Miteinander

- Rückzugsgebiete für die dort wohnenden Menschen
- Kleinere Wohneinheiten
- Gärten als Erholungsoasen
- Lärmquellen ausschalten
- Auf verschiedene Krankheitsbilder Rücksicht nehmen
- Angemessene Stimulation mit Ruhepausen
- Teilhabe am Alltag
- Persönliche Ansprache mehrmals am Tag

2.9   Verschiedene Krankheitsbilder

Im Wohnbereich einer Pflegeeinrichtung leben nicht nur Menschen mit Demenz. Auch Personen mit anderen psychischen Erkrankungen sollen hier ihr Zuhause finden. Für die Mitarbeitenden birgt dies die Herausforderung, zum einen die Krankheitsbilder zu kennen, zum anderen darauf entsprechend zu reagieren. In Fortbildungen ist dies immer wieder ein aktuelles Thema. Gerade depressiv erkrankte Menschen fühlen sich durch lautes und herausforderndes Verhalten gestört und ziehen sich dann zurück. Sie sitzen in ihrem Zimmer und sind für Gemeinschaftsangebote jeglicher Art oft nicht mehr motivierbar.

> **Beispiel**
>
> Herr B., 90 Jahre alt und depressiv, fühlt sich nutzlos und nicht mehr gebraucht. Er verabscheut das Leben in der Pflegeeinrichtung. Er nimmt zu niemandem Kontakt auf und lehnt alle Vorschläge zum Miteinander ab. Er äußert immer wieder: „Am besten wäre ich tot!" Erst durch viele Einzelgespräche und durch gutes Zuhören eines Mitarbeiters lässt sich Herr B. dazu bewegen, einen Spaziergang mit seinem Ansprechpartner zu unternehmen. Herr B. genießt das Zusammensein und ist jetzt leichter zu motivieren.

Menschen mit Depressionen, Psychosen oder anderen psychischen Erkrankungen sind in der Regel am Anfang ihres Aufenthaltes in der Einrichtung nicht in Gruppenangeboten zu finden. Sie ziehen sich zurück und brauchen das persönliche Gespräch. Mitarbeitende müssen deshalb mit verschiedenen Kommunikationstechniken vertraut gemacht werden, um Einlass in die Welt der Erkrankten zu finden. Sich mitteilen zu können und gehört zu werden, sind Grundvoraussetzungen, um in der veränderten Lebenswirklichkeit zurechtzukommen.

> **Beispiel**
>
> Frau R., 72 Jahre alt, ist an einer Schizophrenie erkrankt. Immer wieder beschuldigt sie die Mitarbeitenden, ihre Wäsche zu stehlen. In einem längeren Gespräch wird deutlich, dass die Frau sehr streng erzogen und als Kind hart bestraft wurde, wenn ihre Wäsche verschmutzt war. Die Wäsche ist ein Lebensthema von Frau R. Hier zeigt sie ihre Verletztheit in der Kindheit und versucht durch besondere Obacht Kontrolle über ihre Gefühle zu bekommen. Mitarbeitende weisen in einem wertschätzenden Gespräch mit Frau R. immer wieder darauf hin, wie gut sie auf ihre Sachen aufpasst. So vermitteln sie ihr das Gefühl, dass sie heute nicht mehr bestraft wird.

Beispiel

Herr U., 81 Jahre alt und an einer Demenz erkrankt, ist durch Erinnerungen aus dem Zweiten Weltkrieg traumatisiert. Er wird böse und sehr laut, wenn sich ein Mann zu einer Gruppe von Frauen gesellt. Im Krieg hat er erlebt, wie jüdische Frauen zusammengetrieben und von einem SS-Mann eingesperrt wurden. Aus Angst ist er nicht eingeschritten, worunter er heute noch leidet. Aufgabe der Mitarbeitenden ist es hier, Herrn U. zu versichern, dass seine Angst damals berechtigt war und er aber hier nichts zu befürchten hat. Zudem sollte die Situation, in der er wiederholt das aufgebrachte Verhalten gezeigt hat, vermieden werden.

Das Wissen über situationsgerechte Kommunikation von Friedemann Schulz von Thun (1981) oder die gewaltfreie Kommunikation (GFK) von Marshall B. Rosenberg (Holler, 2016), ein Konzept, um in Konfliktsituationen ohne Gewalt zu agieren, helfen hier weiter. In jedem Fall ist es wichtig, einen Überblick über die verschiedenen psychischen Erkrankungen zu haben, um adäquat reagieren zu können. Deshalb sollte das Aufnahmegespräch in einer Pflegeeinrichtung diese Aspekte erfassen und die bisher gemachten Erfahrungen mit krankheitsbezogenen Anforderungen und Belastungen dokumentieren. Sie sind ein Teil der strukturierten Informationssammlung, die als Basis für die weitere Arbeit gilt.

2.10 Beschäftigungsangebote

Der „Expertenstandard Demenz" (2018) hat festgestellt, dass Beschäftigungsangebote nur so gut sind, wie der Anbieter, der sie durchführt. Entscheidend ist also nicht das Angebot an sich, sondern mit wie viel Spaß, Empathie und Wertschätzung es gestaltet wird. Weiterhin weist der Standard darauf hin, dass herausforderndes Verhalten zunimmt, wenn Menschen mit Demenz allein gelassen werden oder die Mitarbeitenden ihre Arbeit ohne Engagement ausführen. Ein weiteres Merkmal eines guten Miteinanders ist es, wenn die Erkrankten mit einbezogen werden und die Beschäftigung ihren kognitiven Fähigkeiten entspricht.

Wenn man manchmal im Internet sieht, wie Mitarbeitende aus Pflegeeinrichtungen ihre wunderschönen und kreativen Resultate vorstellen, ist man nicht sicher, ob die Erkrankten beteiligt waren und wenn ja, in welchem Umfang. Angebote sollten kein Selbstzweck sein, sie sollten sich immer an den Möglichkeiten der Menschen, die gehandicapt sind, orientieren. Es passiert auch, dass bettlägerige Menschen, die ganz besonders auf Kontakt angewiesen sind, zu wenig Angebote erhalten, weil es so schwierig ist, sie zu beschäftigen. Hier sind Hilfestellungen gefragt.

Oftmals scheitern die Versuche, bettlägerige Menschen zu beteiligen, daran, dass die Erwartungshaltung bei den Pflegenden oder Betreuenden zu hoch ist. Das Ergebnis wird bewertet und nicht der Weg. Es muss nicht immer etwas „dabei herauskommen". Die Nähe und das Am-Bett-sitzen schaffen Vertrauen und geben dem Erkrankten das Gefühl, nicht allein zu sein.

Beispiel

Eine Tochter erzählt: „Beim letzten Besuch meiner Mutter war diese nach dem Mittagessen kurz vor dem Einschlafen. Ich sagte ihr, dass ich heute etwas früher gehen würde, weil ich noch viele Besorgungen vor mir hatte. Darauf ließ sich meine Mutter nicht ein, sie schmollte und erwiderte: `Es gebe nichts Schöneres für mich, wenn Du neben mir sitzt, währenddessen ich einschlafe!´ Ich verstand, sie wollte nicht allein sein."

In einer Einrichtung zu leben, die eigene Familie nur noch eingeschränkt oder gar nicht mehr um sich zu haben, bedeutet einen großen Verlust für viele Menschen. Je älter die Bewohnenden werden, desto mehr sehen sie, wie Menschen ihres Alters schon gestorben sind. Niemand ist mehr da, der sie in guten Tagen erlebt hat. Sie fühlen sich ausgegrenzt und isoliert. Gerade Menschen mit Demenz brauchen aber Wertschätzung. Diese erfahren sie, wenn man sie mit alltäglichen Aufgaben betraut. Sie kennen das von früher und haben keine Angst zu versagen.

Beispiel

Herr T., 85 Jahre alt und in einer mittleren Demenzphase, hat zeit seines Lebens auf einem großen Bauernhof gelebt. Nun ist er kognitiv sehr eingeschränkt und sehr unruhig. Er will etwas tun. Das Mitarbeiterteam gibt ihm einen Besen in die Hand und er fegt nun den ganzen Tag den Wohnbereichsflur. Wenn er müde wird, setzt er sich, aber er ist mit sich selbst zufrieden. Er leistet etwas.

> **Beispiel**
>
> Frau Z. 84 Jahre alt und am Anfang einer Demenz, weint tagsüber sehr viel. Gespräche helfen ihr. Sie wird dann ruhiger. Am Ende einer Unterhaltung sagt sie immer: „Ich habe mir mein ganzes Leben versaut, ich habe alles falsch gemacht!" Das Team tröstet die Frau, indem sie mit ihr gemeinsame Punkte sucht, die im Leben positiv waren.

Das Leben im Alter will aufgearbeitet werden und das ist nicht immer leicht. Hier suchen die Menschen mit Demenz den Einzelkontakt. Oft können sie ihre Bedürfnisse nur äußern, indem sie weinen, lauthals schimpfen oder sich zurückziehen. Durch die Validation und das wertschätzende Gespräch verhelfen die Mitarbeitenden den Betroffenen dazu, ihre Gefühle auszudrücken. Im Anfangsstadium der Demenz können Lebensthemen angesprochen werden, bei stärkeren kognitiven Einschränkungen erfährt der Mensch mit Demenz dadurch Wertschätzung und das Gefühl, gesehen zu werden.

Gesprächsthemen

Typische Themen sind:

- Trauer über aktuelle und persönliche Verluste
- Eine nicht bewältigte Vergangenheit
- Krankheit, Leistungsabfall, Schmerzen
- Verlorengegangene Beziehungen
- Familiäre Konflikte
- Tod

Gesprächshilfen

So gelingen Gespräche

- Beschaffen Sie alle zugänglichen Informationen über das Krankheitsbild.
- Beschäftigen Sie sich mit der Biografie des zu Pflegenden oder Betreuenden.
- Gewinnen Sie das Vertrauen der demenziell erkrankten Person.
- Bringen Sie Geduld für eine verzögerte Auffassungsgabe auf.
- Eigen Sie sich Kommunikationstechniken an, die Ihnen Zugang zu der Welt des Erkrankten ermöglichen.
- Beobachten Sie das Verhalten des Menschen während des Gesprächs genau.
- Benutzen Sie nonverbale Gesten.
- Spüren Sie kognitive Ressourcen auf.
- Erkennen Sie Grenzen der Sprachfähigkeit.
- Erkennen Sie Ihre eigenen Grenzen und schalten Sie, wenn notwendig, Fachleute ein.

2.11 Organisation versus Individualität

Eine Senioreneinrichtung ist ein komplexes Unternehmen, das hierarchisch aufgestellt ist und in dem man immer wieder versucht, Arbeitsabläufe zu optimieren. Im Gegensatz zu einem Wirtschaftsunternehmen ist der Kunde in einer Pflegeeinrichtung allerdings gehandicapt und reagiert tagesabhängig anders durch die verschiedenen Krankheiten. Es ist somit eine große Herausforderung, effiziente Arbeitsabläufe mit den verschiedenen Bedürfnissen der dort lebenden Menschen abzustimmen. Ein Beispiel: Die Küche bietet die Mahlzeiten zu bestimmten Zeiten am Tag an. Es gibt aber Bewohnende, die es nicht gewohnt sind, zu diesen Zeiten zu essen. Bei anderen stimmen die angebotenen Speisen nicht mit ihren Ernährungseinstellungen überein.

Beispiel

Frau S., 78 Jahre alt und am Anfang einer Demenz, hat sich bisher laktosefrei und glutenarm ernährt. Häufig weist sie das ihr angebotene Essen zurück, indem sie sagt: „Das kann ich nicht essen, davon werde ich krank. Nach dem Mittagessen habe ich immer wieder Bauchschmerzen!"

Beispiel

Frau W. kommt aus Spanien und hat zeitlebens kleine Portionen über den Tag verteilt gegessen. Das Mittagessen in Deutschland lehnt sie aufgrund der Größe der Portion ab. Erst, als die Mitarbeitenden ihr das Essen in kleineren Anteilen mehrfach am Tag anbieten, isst sie.

Einrichtungen und Mitarbeitenden fällt es schwer, sich auf diese „Sonderwünsche" einzustellen, da ihr Zeitplan eng getaktet ist. Auch ist es für die nicht mit der Pflege und Betreuung beauftragten Dienste, wie der Technik oder Küche, schwer nachzuvollziehen, warum Arbeitsabläufe immer wieder haken.

Beispiel

Der Hausmeister wird von Herrn J. gebeten, einen neuen Lichtkörper in seinem Badezimmer einzusetzen. Der Techniker ist aber gerade mit der Renovierung eines Zimmers beschäftigt. Er bittet den Bewohner um Geduld, die dieser nicht hat. Laut schimpfend läuft der Demente über den Flur und ruft: „Hier ist keiner zuständig, alles läuft aus dem Ruder. Keiner kümmert sich um die wichtigen Dinge!" Der Hausmeister schüttelt den Kopf. Er versteht diese heftige Reaktion nicht.

Menschen mit Demenz können nicht warten, da sie Angst haben, zu vergessen. Sie sind sehr aufgeregt, wenn ihre „Anliegen" kein Gehör finden. Ein weiteres Symptom der Erkrankung ist, dass sie für logische Argumente nicht zugänglich sind. Hier ist ebenfalls eine Fortbildung hilfreich.

Beispiel

Es gibt Aufregung in der Küche. Der Bereich, in dem die demenzerkrankten Menschen leben, schafft es nicht, den Wagen mit dem schmutzigen Geschirr pünktlich um 13 Uhr herunterzubringen. Der Grund sind die Bewohnenden, die sehr langsam essen. Die Küchenmitarbeitenden befürchten nun, nicht rechtzeitig mit dem Spülen fertigzuwerden und Überstunden machen zu müssen.

Es ist nicht einfach, Arbeitsprozesse so anzupassen, dass die Bedürfnisse der erkrankten Menschen berücksichtigt werden. Sie laufen oftmals entgegen den Arbeitsstrukturen. In Bereichsbesprechungen müssen diese Themen behandelt und es müssen flexible Lösungen gefunden werden. Es ist in einer Pflegeeinrichtung nicht möglich, alle Menschen in ein Korsett zu pressen. Die Organisation des Hauses darf sich nicht gegen den Menschen richten. Aufgabe der Zukunft wird sein, den Mitarbeitenden größere Spielräume einzuräumen, um individuelle Bedürfnisse zu befriedigen.

Auch Corona hat gezeigt, dass die völlige Isolierung der Menschen, die in einer Einrichtung leben, zu mehr Schaden geführt hat, als notwendig gewesen wäre. Kontakte sind abgebrochen, ehrenamtliche Mitarbeitende sind abgesprungen und die vorher flexible Gestaltung der Angebote ist noch nicht wieder erreicht. Menschenwürdiges Leben ist nur dann gewährleistet, wie der „Expertenstandard Demenz" (2018) zeigt, wenn die Individualität gewahrt bleibt. Um aber Lebensqualität auch in Senioreneinrichtungen zu gewährleisten, braucht es mehr.

3

Lebensqualität als Maßnahme zur Prävention und Minimierung von herausforderndem Verhalten und Gewalt

3.1 Die Individualität schätzen und in das Handeln einbeziehen

Durch das genaue Beobachten können Mitarbeitende herausfinden, welche Bedürfnisse und Wünsche für den einzelnen Menschen Lebensqualität bedeuten. Das können sein

- die Verbundenheit mit der Natur,
- die Erhaltung der Autonomie,
- eine Ernährungseinstellung,
- sportliche Aktivitäten,
- der Umgang mit Tieren oder
- Feste und Feiern.

Gemüsebeete, ein Naschgarten mit Spalierobst, in dem die Bewohnenden jahreszeitlich Früchte ernten können, sind beliebte Orte, um in der Natur zu gestalten und zu gärtnern. Ebenso könnte man den „Läufern" eine Joggingrunde in der Natur anbieten. Wichtig ist, die Antriebe der demenziell Erkrankten zu erkennen und in Aktionen umzuwandeln, die den Mitarbeitenden und den die Pflegeeinrichtung bewohnenden Menschen gleichermaßen guttun.

Waldspaziergänge sind ebenfalls gut geeignet für Menschen, die aus dem seelischen Gleichgewicht geraten sind. Beim Durchstreifen des Waldes mit

M. Pigorsch, *Demenz: Herausforderndes Verhalten verstehen*, https://doi.org/10.1007/978-3-662-70023-5_3

seinen vielen sinnlichen Erfahrungen erleben die Erkrankten innere Ruhe und Abstand zu ihren kognitiven Einbußen.

Beispiel

Herr B., 76 Jahre alt und demenziell leicht verändert, ist zeitlebens nach Belgien gefahren, um sich mit Tabak zu versorgen. Da er nun als Bewohner einer Senioreneinrichtung wenig Geld zur Verfügung hat (150 € Barbetrag), muss er sparsam sein. Aber der monatliche Besuch in Belgien ist ihm nach wie vor wichtig. Die Rückfahrt spart er deshalb ein und fährt per Anhalter. Die Nachtwache der Einrichtung macht sich Sorgen, da nie sicher ist, wann und wie er zurückkommt. Sie hat ihn auch schon betrunken erlebt. Aber Herr B. ist nicht von seinem Vorhaben abzubringen. Sein Betreuer und die Einrichtung müssen das Risiko der monatlichen Ausflüge in Kauf nehmen, da er sich sonst heimlich auf den Weg macht.

Menschen am Anfang einer Demenz mit einem starken Autonomiebedürfnis werden sich ebenfalls nur dann aufgehoben fühlen, wenn man ihre Eigenständigkeit anerkennt.

Beispiel

Frau Z., am Anfang einer Demenz, hat eine sehr genaue Vorstellung, wie sie sich ernähren will. Es gibt Wochen, in denen sie nur Knäckebrot mit Hüttenkäse isst, dann wieder ist eine Obst-Gemüse-Woche für sie lebensnotwendig. Sie nimmt selten die Küche der Pflegeeinrichtung in Anspruch. In der Regel versorgen sie die Angehörigen. Nach einem Krankenhausaufenthalt kommt sie mit einer Magensonde in die Einrichtung zurück. Die Kinder erzählen, dass der Arzt sie immer wieder aufgefordert hat, dem Eingriff zuzustimmen, obwohl die demenziell veränderte Frau dies auf keinen Fall wollte. Schließlich geben sie ihr Einverständnis. Frau Z. erbricht die erste Nahrung, die durch die Sonde verabreicht wird. Man versucht noch zwei andere Produkte, aber immer wieder kommt es zum Erbrechen. Frau Z. stirbt zwei Monate nach dem Einsetzen der Magensonde.

Man kann Menschen nicht gegen ihren Willen ernähren.

Beispiel

Eine Mitarbeiterin des Sozialen Dienstes ist eine leidenschaftliche Sportlerin. In ihrer Freizeit joggt sie, fährt lange Strecken mit dem Rad und spielt Fußball. Gesprächsrunden und Gedächtnistraining sind für sie ein Graus. In gemeinsamer Absprache entscheidet das Team des Hauses, dass sie ab sofort die sportlichen Bedürfnisse der Bewohner erkunden und abdecken soll. Das Kollegium widmet sich nun den kommunikativen Angeboten. Sowohl die Mitarbeiterin als auch die Bewohnenden, mit denen sie arbeitet, sind sehr glücklich über diese Regelung.

Es gibt sehr viele und unterschiedliche Angebote in einer Pflegeeinrichtung. Es ist wichtig, dass auch die Mitarbeitenden bei ihrem Tun ihren Neigungen nachgehen können. Der „Expertenstandard Demenz" (2018) zeigt hier auf, dass engagierte, den zu Betreuende zugewandte Mitarbeitende herausforderndes Verhalten deutlich vermindern können. Es ist dabei nicht ausschlaggebend, welches Angebot gemacht wird.

Tiere haben für viele Menschen ebenfalls positive und therapeutische Eigenschaften. Sie helfen über verlorene Beziehungen hinweg und geben den Menschen eine sinnhafte Gestaltung des Alltags. Kommt es zu einem Einzug in eine Pflegeeinrichtung, ist die Sorge sehr groß, was mit dem tierischen „Hausbewohner" passiert. Für ältere Menschen ist dies oft ein Grund, warum sie den Einzug in eine Pflegeeinrichtung verweigern. Sie wollen ihr Tier nicht allein lassen und brauchen es für die eigene Stabilität. Die Einrichtungsleitungen nehmen aber Tiere nicht gerne auf, da eine durchgängige Versorgung nicht immer gewährleistet ist. Mitarbeitende in Pflegeeinrichtungen wissen das und bringen deshalb gerne auch ihren eigenen Hund (mit Gesundheitszeugnis) zu den Bewohnenden mit.

Beispiel

Frau S., 85 Jahre alt, hatte in ihrem Leben einige Hunde. Immer wieder erzählte sie: „Meine Hunde waren die besten Freunde, kein Mensch kann so treu sein!" Ohne ihre Vierbeiner fühlt sie sich in der Pflegeeinrichtung verloren. Eine Mitarbeiterin sieht das und bringt ihren „Besuchshund" mit. Frau S. und die Mitarbeiterin machen nun wöchentlich mit dem Tier einen kleinen Spaziergang und Frau S. ist glücklich.

Hier wird deutlich: Wenn Frau S. ihren Hund hätte und die Mitarbeitenden Hilfestellung bei der Versorgung leisten würden, bräuchte sie keine „installierten Angebote", wie Sitzgymnastik oder Malen nach Zahlen.

Gruppenangebote in Pflegeeinrichtungen haben einen Wert. Hier entstehen Gemeinschaften, die vor Einsamkeit schützen, die Verständnis ermöglichen für den anderen und die Ressourcen finden und erhalten helfen. Doch je weniger kognitive Fähigkeiten vorhanden sind, desto eher brauchen die Menschen mit Demenz Angebote, die aus ihren eigenen Antrieben resultieren.

Beispiel

Frau T., 82 Jahre alt, im mittleren Stadium der Demenz, räumt jeden Morgen ihren Kleiderschrank aus, um sich zu vergewissern, was sie alles hat. Wenn alles auf dem Bett und auf den Stühlen verteilt ist und sie es begutachtet, ist sie ruhig und zufrieden. Allerdings fällt es ihr schwer, die Sachen wieder einzuräumen. Sie läuft in das Büro des Sozialen Dienstes und ruft verzweifelt: „Jesses, Maria und Josef!" Die Mitarbeitenden wissen nun, dass sie den Kleiderschrank wieder einräumen müssen.

Menschen mit Demenz, gerade solche, die an einer frontotemporalen Demenz erkrankt sind, haben ihren eigenen Tagesablauf. Der Soziale Dienst mit seinen Angeboten muss dies berücksichtigen. Hier treten Einzelangebote in den Vordergrund, Gruppenangebote sind hingegen nur mit wenigen Menschen durchführbar.

Die jahreszeitlichen Feste in einer Einrichtung werden gerne gefeiert, um den Menschen Orientierung im Ablauf des Jahres zu geben oder ihnen ein besonderes Highlight im Alltag zu präsentieren. Eine Konzertveranstaltung im Haus zeigt zum Beispiel, dass die Menschen, die hier leben, nicht von der Kultur ausgeschlossen werden.

Beispiel

Ein bunter Reigen von Operettenklassikern wird im Haus angeboten. Mitarbeitende äußern Bedenken, die Menschen mit Demenz daran teilhaben zu lassen. Sie befürchten eine Überforderung. Man einigt sich darauf, die betroffenen Personen in der Nähe der Tür zu platzieren, um sie gegebenenfalls auf den Wohnbereich zurückbringen zu können, wenn sie den Liedern nicht mehr zuhören können. Genau das Gegenteil ist aber der Fall: Die demenziell erkrankten Besucher des Konzertes hören sehr hingebungsvoll zu, da sie den Wert des Nachmittags zu schätzen wissen. Eine Bewohnerin singt sogar viele Arien mit. Ihr Gedächtnis hat diese wunderschönen Melodien gespeichert und sie können nun abgerufen werden.

Oftmals glauben Pflegefachkräfte, dass sie die in der Einrichtung lebenden Menschen einschätzen können. Es wird dann z. B. gesagt:

- Das habe ich schon versucht, das funktioniert nicht.
- Darauf reagiert er/sie nicht.
- Das kann er/sie nicht.
- Das ist zu viel für sie/ihn.

Immer wieder zeigt sich aber, dass jeder Mensch abhängig von der Tagesstimmung reagiert. Hinzu kommen viele Auslöser, die ein Handeln beeinflussen. Deshalb ist jeder Tag ein neuer Tag des Experimentierens.

Beispiel

Frau R. steht am Anfang einer Demenz und liebt Feste. Wenn sie allerdings das Gefühl hat, nicht genügend Aufmerksamkeit zu bekommen, ruft sie laut durch den Raum: „Mir wird schlecht, ich falle gleich in Ohnmacht!" Die Mitarbeitenden reden mit ihr und versuchen, sie zu beruhigen. Nichts hilft, bis die Küchenchefin einen Eierlikör holt und ihn Frau R. gibt. Sofort ist die Bewohnerin wieder ansprechbar und das Fest wird weiter gefeiert.

Große oder kleine Festlichkeiten, was ist besser? Hier ist wieder entscheidend, mit welchem Engagement die Organisatoren sich um die in der Pflegeeinrichtung wohnenden Menschen bemühen. Am Rande stehen und darauf hoffen, dass sich alle amüsieren, funktioniert nicht. Mitzumachen und sich selbst einzubringen, sind Garanten für ein gelungenes Fest. Bei der Gestaltung der Feier ist es wünschenswert, die dort lebenden Menschen einzubeziehen und kleinere Aufgaben zu übertragen. Die in der Pflege tätigen Mitarbeitenden oder andere im Haus tätigen Personen sollten sich auch an den Festen beteiligen. Sie erleben dann die dort wohnenden Menschen oftmals von einer fröhlichen und ausgelassenen Seite, was für das Miteinander sehr hilfreich ist.

Es gibt aber auch Menschen in einer Senioreneinrichtung, für die festliche Nachmittage oder Abende überfordernd sind. Durch eine gute Beobachtung erkennt man, welches Angebot hier förderlich ist.

> Das Umfeld sollte sich den Bewohnern anpassen.

Oftmals sind die Ausstattung und das Interieur auf die Außenwirkung gerichtet. Das, was die Kunden, oftmals die Angehörigen, als stilvoll betrachten, wird präsentiert.

Beispiel

Im Demenzbereich wurden neue Sofaelemente angeschafft. Weder Mitarbeitende noch Bewohnende hatten ein Mitspracherecht. Es stellt sich heraus, dass die Sitzfläche der Möbel zu niedrig ist, um sich bequem hinzusetzen und aufzustehen. Ebenso ist die Fläche der Sitzgelegenheit zu kurz, um ein kleines Nickerchen dort machen zu können. Die in der Einrichtung lebenden Menschen ignorieren diesen Mangel und lassen die Beine frei in der Luft schweben.

Beispiel

In einer Senioreneinrichtung der Heilsarmee, in der überwiegend Männer beheimatet sind, gibt es einfache Sitzmöbel, aber sehr große Fernseher in allen Räumen. Unterschiedliche Sportveranstaltungen sind den ganzen Tag auf den Geräten zu sehen. Außerdem verfügt der Aufenthaltsraum über einen Boxsack und eine Tischtennisplatte. Die Bewohnenden sind entspannt und es geht sehr lebendig in den Räumen zu.

Gesundheitliche Handicaps können die Lebensqualität stark beeinflussen. Es ist nicht erstrebenswert, wenn körperliche Einschränkungen dazu führen, dass die in der Pflegeeinrichtung lebenden Menschen immer abhängiger von den Pflege- und Betreungsmitarbeitenden werden.

Beispiel

Bei Herrn L. ist der rechte Unterschenkel amputiert worden. Er sitzt im Rollstuhl und versucht auch weiterhin, seine Autonomie zu wahren. Er stellt sich auf das linke Bein und versucht, sich eigenständig anzuziehen.
Herr T. ist ebenfalls Rollstuhlfahrer und hat einen Unterschenkel amputiert. Die Mitarbeitenden haben ihm einen Rollstuhl zur Verfügung gestellt. Herr T. lässt sich nun fahren, bedient die Räder aber nicht selbst, da er keine Unterstützung durch die Mitarbeitenden erfahren hat. Sie haben ihm signalisiert, dass es schneller geht, wenn sie es machen. Herr T. fühlt sich sehr abhängig und hilflos. Sein Selbstwertgefühl ist gering.

Hilfestellung zu geben ist nicht immer förderlich, da sie zur Unselbstständigkeit führt, die wiederum zur Verärgerung führen kann.

Es bedarf einer guten Überlegung, welche Hilfen man anbietet, was man den Menschen mit Demenz noch zutraut und was ihnen hilft, selbstständig zu bleiben.

Menschen mit sozialen Kompetenzen sind beliebt. Das ist auch in Pflegeeinrichtungen so. Sie erfahren in der Regel sehr viel mehr Aufmerksamkeit als Bewohnende, die sich nicht verständlich machen können oder in sich gekehrt sind. Dement zu sein, schwerhörig und im Rollstuhl sitzend, bedeutet meist auch, seltener angesprochen zu werden. Mitarbeitende verlieren durch die engen Zeitfenster diese Bewohnergruppe oftmals aus den Augen. Laute und schimpfende Menschen in der Pflegeeinrichtung nehmen die vorhandene Zeit oftmals ganz in Anspruch.

Über den Wunsch, auch in einer Pflegeeinrichtung als Individuum wahrgenommen zu werden, ist in den vorhergehenden Kapiteln schon einiges gesagt worden. Das folgende Beispiel unterstreicht dies noch einmal deutlich.

Beispiel

Frau H., am Anfang einer Demenz stehend, möchte mit den anderen nichts zu tun haben. Sie bleibt in ihrem Zimmer und nimmt an keiner Veranstaltung teil. Es gibt eine einzige Ausnahme. Sie ist Schauspielerin gewesen und zur Weihnachtsfeier hat sie jedes Jahr ihren großen Auftritt. Es wird für sie ein Stück ausgewählt, in dem sie die Hauptrolle übernimmt. In der Regel sind es Zwei-Personen-Stücke. Die zweite Person im Stück probt dann Wochen vorher mit ihr den Text. Frau H. wird zur Aufführung aufwendig geschminkt und angezogen. Das Theaterstück ist auf jeder Weihnachtsfeier ein großer Erfolg. Als Frau H. nicht mehr textsicher ist, holt sie sich Hilfe von Texttafeln, die das Stück begleiten.

Kurz vor ihrem Tod sagt sie zu ihrer Tochter: „Das Heim war ja eine Katastrophe für mich, aber die Weihnachtsstücke waren sensationell."

Jeder Mensch möchte als Individuum und nicht als einer unter vielen gesehen werden. Deshalb ist es ein nutzloser Satz, wenn erklärt wird: „Warten Sie, Sie sind hier nicht allein!"

3.2 Das subjektive Erleben und die emotionale Befindlichkeit berücksichtigen

Pflegefachkräfte eignen sich durch die Biografiearbeit ein Wissen über die Zeiten an, in denen die zu pflegenden Menschen sich entwickelt haben. Sie erkennen, dass rudimentäre Einstellungen und Erwartungen auch beim Verlust von kognitiven Fähigkeiten den Menschen noch umtreiben.

> **Beispiel**
>
> Frau T., 99 Jahre alt, leidet unter einer schweren Demenz. Sie ist kaum in der Lage, Sätze zu bilden. Einen Satz aus ihrer Vergangenheit wiederholt sie ständig: „Alles muss sauber sein, wenn der Vater nach Hause kommt!" Während sie diesen Satz vor sich hin murmelt, hat sie ein Taschentuch in der Hand und wischt immer über den Tisch, an dem sie sitzt.

> **Beispiel**
>
> Frau P., 91 Jahre alt und demenziell verändert, lebt gedanklich in der Zeit ihres Arbeitslebens. Sie war in einem großen Kaufhaus als Telefonistin angestellt. Im Aufenthaltsraum sitzend, hebt sie den Arm, als würde sie telefonieren, und sagt klar und deutlich immer wieder: „Rheinisches Kaufhaus, was kann ich für sie tun?" Dann legt sie den imaginären Hörer auf und nach zwei Minuten wiederholt sie den Vorgang.

Die Erinnerung an jene Zeit, in der die Menschen noch mitten im Leben standen, treibt sie um. Die neue Zeit, die Einrichtung, in der sie nun leben, ist bedeutungslos. Um in einen Kontakt mit ihnen zu treten, ist es wichtig, sich auf ihre Lebenswelt einzulassen. Bei der Kommunikation kommt es darauf an, auf den Zeitgeist und das Gefühl der Menschen einzugehen.

> **Beispiel**
>
> In einem Angehörigenseminar zum Thema Demenz bringt eine Ehefrau ihren Mann mit, da er nicht allein bleiben kann. Er sitzt mit im Kreis und hört zu. Nach 30 Minuten wird er unruhig und will nach Hause. Die Leitung spricht ihn an und fragt: „Herr P., wie war das denn, als Sie als Prokurist in der großen Firma gearbeitet haben?" Herr P. erzählt bereitwillig. Nach kurzer Zeit unterbricht ihn die Dozentin und macht mit den Angehörigen weiter. Herr P. hört wieder zu. Die „Ablenkung" von Herrn P. ist im Laufe des Seminars noch zweimal nötig. Die Dozentin fragt dann erneut nach seiner Berufstätigkeit und Herr P. erzählt. Die Angehörigen fühlen sich nicht gestört.

Mitarbeitende erleben auch tief liegende Ängste, die aus der Vergangenheit zurückkommen und nun in der Demenz durchlebt werden müssen. Sehr oft kann der Grund der Angst oder des Leids durch den Verlust der kognitiven

Fähigkeiten nicht mehr erklärt werden. Sie zeigt sich aber in der Körpersprache und den Augen, die unruhig hin und her gehen.

> Je mehr die Kommunikation eingeschränkt ist, desto stärker tritt die nonverbale Kommunikation in den Vordergrund.

Tipps

Angst! Ideen, ihr zu begegnen:

- Nehmen Sie die Angst als Krankheit wahr. Der Erkrankte erlebt sie real, nehmen Sie ihn ernst.
- Lernen Sie die Angst des Betroffenen kennen und überlegen Sie, was man tun kann.
- Geben Sie Stück für Stück Hilfestellung bei der Überwindung der Angst. Loben Sie für die erreichten Schritte.
- Setzen Sie basale Stimulation ein: ruhige Musik, Streicheln der Hände, Einreibungen mit Lotionen, Spazierengehen etc.
- Erinnern Sie den Betroffenen daran, welche Bewältigungsstrategien geholfen haben.
- Seien Sie da und motivieren Sie zu Atem- und Entspannungsübungen.

Prägungen aus der Vergangenheit können übermächtig sein und die Lebensqualität einschränken.

Beispiel

Frau G., 82 Jahre alt und am Anfang einer Demenz, steht weinend vor einer Mitarbeiterin. Stockend erzählt sie: „Ich habe mein ganzes Leben vertan. Ich wollte Journalistin werden, aber meine Eltern haben mich gezwungen, zu heiraten. Dann habe ich Kinder bekommen, was ich auch nicht wollte. Immer wieder habe ich Biografien von Frauen gelesen, die Karriere gemacht haben. Ich habe sie so beneidet. Nun sitze ich hier in meinem Zimmer und erkenne, dass alles sinnlos war. Was für eine Schande!"

Die Nachkriegszeit und die Erziehung in diesen Jahren erklären häufig die Handlungsweisen der Menschen. Diese Epoche war durch Strenge und Gehorsam gegenüber den Erwachsenen geprägt. Es war durchaus die Regel und legitim, eine Nichtbeachtung mit Schlägen zu bestrafen.

> **Beispiel**
>
> Frau M., 79 Jahre alt und demenziell verändert, fängt bei der Mittagsmahlzeit nicht an zu essen. Warum sie nicht isst, kann sie aufgrund der Erkrankung nicht mehr beschreiben. Es dauert ein paar Tage, bis eine Mitarbeiterin herausfindet, dass in der Kindheit von Frau M. vor dem Essen gebetet wurde. Das Team stellt sich nun auf die Bewohnerin ein und betet vor dem Essen. Frau M. ist erleichtert und isst jetzt genussvoll.

Im psychobiografischen Pflegemodell nach Professor Erwin Böhm (2009) wird der Hintergrund und die Verarbeitung der Biografie der Bewohnenden deutlich und erklärt bestehende Handlungsmuster.

3.3 Anpassung des Umfelds an die Bedürfnisse

Jan Wojnar weist in seinem Buch „Die Welt der Demenzkranken" (2014) darauf hin, dass die Gruppe für erkrankte Menschen in Pflegeeinrichtungen elementar wichtig ist. Sie signalisiert Sicherheit und Geborgenheit. Allein zu sein, fördert Ängste und wird als Bedrohung wahrgenommen. Ebenso wird Lebensqualität erlebt, wenn Menschen mit Demenz jeden Raum betreten können und auch Gegenstände nach Belieben benutzen dürfen. Erst dann kann man von einem Zuhause sprechen. Der Facharzt für Neurologie und Psychiatrie geht sogar so weit, dass er sagt: „Menschen, die vor abgeschlossenen Räumen und Schränken stehen, selbst wenn es zu ihrem Schutz ist, erleben ihre Umwelt als fremd und strömen nach draußen." (Wojnar, 2014). Jan Wojnar betont weiterhin, dass die Erkenntnisse der Forschung zur Entwicklungsgeschichte des Menschen deutlich zeigen, wie wichtig der Bewegungsdrang und die Freiheitsliebe sind. Pflegeeinrichtungen haben hier noch viele Möglichkeiten, sich zu verbessern.

> **Beispiel**
>
> Herr G., 91 Jahre alt, ist an einer frontotemporalen Demenz erkrankt. Noch vor einem Jahr war er jeden Tag mit dem Fahrrad unterwegs. Er liebte diese Ausflüge und kam auch immer wieder gesund heim. Durch den Tod seiner Frau lebt er nun in einer Pflegeeinrichtung. Da er immer wieder die Einrichtung verlassen hat, wurde er durch einen amtsrichterlichen Beschluss geschlossen unter-

gebracht. Herr G. ist todunglücklich mit seiner Situation und vertraut der Be-
treuungsassistentin an, dass er nicht mehr leben möchte. Die Einrichtung sieht
keine Möglichkeit, den Bewegungsdrang von Herrn G. zu unterstützen. Angebote wie Sitzgymnastik oder Tanzen lehnt er ab.
  Eine Fahrt mit dem Fahrrad zum Friedhof wäre hier vielleicht ein adäquates
Angebot.

Lebensqualität hat nichts damit zu tun, dass der Soziale Dienst Angebote
zur Freizeitgestaltung macht, wenn diese den Menschen nicht erreichen.
Auch der Medizinische Dienst der Krankenkassen, der diese Arbeitsweise be-
urteilt, muss erkennen, dass Gruppenangebote sich oftmals nicht an den Bedürfnissen der dementen Menschen in einer Pflegeeinrichtung orientieren.
Passgenaue, individuelle Einzelangebote helfen Menschen mit Demenz, sich
in ihrer neuen Lebenswirklichkeit zurechtzufinden. Natürlich ist dies personalintensiv, hilft aber mehr, als die ständige Motivation zu Angeboten, die
nicht angenommen werden.

Der „Expertenstandard Demenz" (2018) führt aus, wie entscheidend sich
die Anwesenheit von engagierten Mitarbeitenden auf die Beziehungsgestaltung auswirkt. Die Gruppe von demenzkranken Menschen ist ruhig und
gelassen, wenn die Mitarbeitenden Sicherheit und Geborgenheit vermitteln. Sind die anwesenden Mitarbeitenden jedoch mit anderen Aufgaben beschäftigt, laufen die erkrankten Menschen orientierungslos durch die Gänge
und die Sturzgefahr ist signifikant höher. Statistiken zeigen, dass das in den
Abendstunden oder während der Übergabezeiten der Fall ist.

Beispiel

Frau T., 98 Jahre alt, hat eine mittelschwere Demenz und fühlt sich ängstlich
und unwohl. Sie sucht eine Pflegefachkraft, die sie sehr mag. Sie läuft in jedes
Zimmer und schaut nach, ob sich die Pflegerin dort befindet. Die dort Lebenden hassen diese Störung und beschimpfen Frau T. Die demente Frau wird nun
noch unruhiger und fühlt sich hilflos. Es wäre hilfreich, wenn die Pflegefachkraft sie an die Hand nehmen und mit ihr gemeinsam verschiedene Aufgaben
erledigen würde.

Die Arbeitszeiten in Pflegeeinrichtungen sind immer wieder ein schwieri-
ges Thema. Gibt es viele Menschen, die suchend über die Flure eilen, muss
die Anwesenheit von Betreuungskräften auch in den Abendstunden geplant
werden. Es ist wichtig, sich der Tagesstruktur der betreuten Menschen anzu-

passen und nicht gegen sie zu arbeiten. Das gilt auch für die Versorgung mit Mahlzeiten. Die Essenszeiten sollten flexibler gestaltet werden.

> **Beispiel**
>
> Herr J., 89 Jahre alt und am Anfang einer Demenz stehend, schläft gerne lange. Gegen zehn Uhr morgens liebt er es, zu frühstücken und die Zeitung zu lesen. Er versteht nicht, warum er dann schon um zwölf Uhr zu Mittag essen soll. Er schimpft: „So ein Unfug, lassen Sie mich in Ruhe, ich habe keinen Hunger!"
> Wohnbereiche mit kleinen Küchenzeilen und einer Mikrowelle können hier die individuellen Wünsche der Bewohner berücksichtigen. Späte Nachtmahlzeiten können so ebenfalls von den Mitarbeitenden hergerichtet werden.

Hilfestellungen, wie die Wohnbereiche gestaltet werden können, welche Lichtverhältnisse oder Farben hilfreich bei der Prävention von Gewalt und herausforderndem Verhalten sein können, kann man auch im „Expertenstandard Demenz" (2018) nachlesen. Gedämmtes Licht, das eine gemütliche Atmosphäre schafft, ist für demenziell veränderte Menschen verwirrend und Schlagschatten werden zu bedrohlichen Hindernissen.

> **Beispiel**
>
> Frau L., 87 Jahre alt, mit schon starken kognitiven Einschränkungen, geht nicht auf die Toilette in ihrem Zimmer. Als Hilfestellung zum Erkennen der Nasszelle hat man den Fußbodenbereich vor der Toilette mit einer anderen Farbe gestrichen. Frau L. kann dies nicht zuordnen und glaubt, in einen Abgrund zu stürzen, wenn sie den farbig markierten Bereich betritt. Erst, als ein Handtuch über die Markierung gelegt wird, betritt Frau L. die Toilette.

> **Merke**
>
> Der Boden sollte keine unterschiedlichen Farben haben und Vorhänge nicht stark gemustert sein, damit Irritationen durch ein „Nichterkennen" ausgeschlossen werden. Diese kognitiven Fehlleistungen können an anderer Stelle sinnvoll eingesetzt werden, indem man Notfalltüren mit Fototapeten oder Vorhängen verkleidet.

Herausforderndes Verhalten oder Gewalt zeigt sich auch, wo Aufenthaltsräume zu klein für die Anzahl der Bewohnenden sind oder Möbel die Bewegungsfreiheit einschränken. Wenn der Mensch sich nicht mehr frei in seinem Rollstuhl bewegen kann und immer auf Mitarbeitende angewiesen ist, kommt es leicht zu gereiztem Verhalten.

Beispiel

Frau P., 92 Jahre alt und demenziell verändert, war immer ein sehr gläubiger Mensch. Sie genießt es, den Morgen in einer Flurecke zu verbringen, wo man ein Kreuz aufgehängt hat. Hier betet sie unaufhörlich das „Vater unser" und ist mit ihrer Situation zufrieden.

Ein angenehmes Umfeld schaffen

Voraussetzungen für ein angenehmes Umfeld:

- Schaffen Sie Bewegungsraum.
- Meiden Sie unnötige Möbel oder Gestaltungselemente.
- Sorgen Sie für Ruhe und schalten Sie hektische Elemente aus.
- Wenden Sie sich dem Menschen zu, schauen Sie ihn an und sprechen Sie mit ihm in einer ruhigen, nicht zu lauten Art und Weise.
- Schaffen Sie Rituale für Ihren Kontakt zum Gegenüber.
- Sprechen Sie in kurzen und klaren Sätzen.
- Berücksichtigen Sie die Biografie.
- Bestätigen Sie die Wahrnehmung der Menschen mit Demenz.
- Singen Sie, beten Sie, sprechen Sie Gedichte, wenn Sie damit den Menschen erreichen.

3.4 Ressourcen fördern und Hilfestellung anbieten

Um Ressourcen zu erhalten und nur benötigte Hilfestellung zu geben, müssen die Mitarbeitenden die Erkrankten genau beobachten. In Fallbesprechungen muss ein Hilfeplan erstellt werden, der die noch vorhandenen Fähigkeiten der Bewohnenden berücksichtigt und die nötigen Hilfestellungen anbietet. Es soll in jedem Fall erreicht werden, dass die Eigenständigkeit der betreuten Menschen erhalten bleibt und nicht durch eine Übernahme aller Alltagsaufgaben durch die Mitarbeitenden eingeschränkt wird.

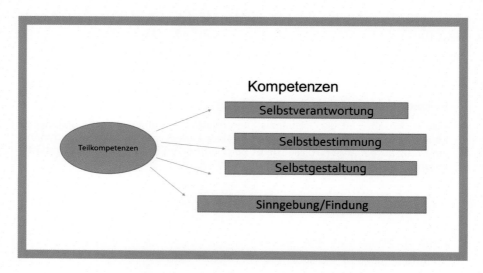

Die Frage ist stets: Was kann der Mensch mit Demenz noch vollständig selbst übernehmen, wo braucht er eine kleine Hilfestellung und was muss durch die Pflegeperson übernommen werden.

Beispiel

Frau G.,78 Jahre alt, erhält in einer Pflegeeinrichtung abends ihre Butterbrote geschmiert und ohne Brotrinde. Die Bewohnerin hat sich dies gewünscht, da auch die anderen Tischnachbarn die Mahlzeit so hergerichtet bekommen. Frau G. hat aber keine Einschränkungen, sie könnte das Brot selbstständig schmieren. Kognitiv, eingeschränkte Bewohnerinnen und Bewohner müssen in dieser Einrichtung bei dem therapeutischen Frühstück das Brot allerdings selbst schmieren. Hier wird der Anspruch auf Selbstständigkeit erhoben. Auf Nachfrage erklärt der zuständige Mitarbeiter, dass Frau G. sich benachteiligt fühlt, wenn sie das Brot nicht geschmiert bekommt. Ein erklärendes Gespräch, warum es für die Beweglichkeit der Hände wichtig ist, das Brot selbst zu schmieren, findet mit Frau G. nicht statt.

Angesichts der allgemeinen Personalnot in der Pflege bleibt nicht viel anderes übrig, als die pflegebedürftigen Menschen zu ermutigen, ihre Selbstverantwortung für das Leben wahrzunehmen. Natürlich ist das nicht bei jedem möglich, aber ein großer Teil der in einer Pflegeeinrichtung lebenden Menschen kann mehr als vermutet.

Beispiel

Frau W., 89 Jahre alt, kommt nach einem Sturz und anschließendem Herzin-
farkt in die Pflegeeinrichtung. Sie sitzt im Rollstuhl und das Essen wird ihr gereicht. Durch die sorgsame Pflege und Betreuung lernt Frau W. nach und nach
wieder selbstständig zu werden. Sie läuft wieder, isst alleine und freut sich über
ihre eigenen gesundheitlichen Erfolge. Nach einem Jahr in der Einrichtung
sucht sie sich im Betreuten Wohnen ein Apartment.

Viele gesundheitliche Handicaps können mithilfe von Krankengymnasten,
Ergotherapeuten und dem engagierten Einsatz von Mitarbeitenden minimiert oder manchmal auch ganz beseitigt werden. Hier sind die gute Beobachtung, der Lebenswille und die Geduld der Schlüssel zum Erfolg. In
den meisten Fällen gewinnen die Menschen an Lebensfreude und Selbstvertrauen und herausforderndes Verhalten oder Gewalt nehmen deutlich ab.

02 Geist

„Heute stirbt die Seele vor den Beinen. Jeder Mensch braucht zum
Leben Energie. Lebensenergie ist der immerwährende Versuch, am
Leben an der Gegenwart teilzunehmen. Das bedeutet jetzt leben,
heute leben, nicht gestern und nicht vorgestern. Denn das
Vergangene ist schon vergangen- die Zukunft hat aber noch nicht
begonnen. Apropos Zukunft: das gilt auch für unser Sterben,
vergessen Sie nicht: Solange wir leben, ist der Tod nicht da- wenn der
Tod da ist, sind wir fort!"

Aus Erwin Böhm Seelenlifting statt Gesichtsstraffung, Älterwerden akzeptieren - Lebensantriebe reaktivieren 2005, Edition
das Narrenschiff im Psychiatrie Verlag

Ältere Menschen hadern oft damit, dass ihre Fähigkeiten und Erfahrungen nicht mehr gefragt werden. Sie erleben sich selbst auf einem Abstellgleis,
auf dem nur noch der Tod wartet. Sie möchten gerne Teil der Familie sein,
wobei diese sie „nicht belasten" will.

Beispiel

Herr Ü. besucht seine Mutter regelmäßig in der Pflegeeinrichtung. Nun plant er eine Urlaubsfahrt mit der Familie. Er bittet die Mitarbeitenden aus dem Wohnbereich, der Mutter nichts von der Reise zu erzählen, da sie sonst traurig wird. Die Pflege- und Betreuungskräfte erklären Herrn Ü., dass sie bei Fragen der Mutter keine Ausreden erfinden möchten. Sie sagen: „Herr Ü., Ihre Mutter hat schon so viel in ihrem Leben mitgemacht, dass sie es verkraften wird, wenn Sie eine Weile nicht kommen! Vielleicht freut sie sich sogar, wenn Sie eine gute Zeit haben."

Inzwischen gibt es viele Alltagshilfen, die auch demenziell erkrankten Menschen helfen, sich zurechtzufinden. Dies greift nur, wenn die Demenz noch nicht weit fortgeschritten ist. Man kann zum Beispiel die Toilette mit einem Herzchen kennzeichnen, wie das früher an sog. „Plumpsklos" zu sehen war. Es ist auch hilfreich, Piktogramme an den Türen der Schränke anzubringen, um deutlich zu machen, was sich im Schrank befindet. Es erspart das viele Suchen. Ferner gibt es Herdsicherungen für den Fall, dass der Mensch mit Demenz das Ausschalten des Herdes vergisst. Bei Menschen, die nach draußen gehen, sich aber nicht mehr zurechtfinden, hilft unter Umständen ein Vorhang, der die Tür verdeckt, oder eine Kontaktmatte. Große Kalender und Uhren helfen bei der zeitlichen Orientierung und das Telefon mit eingespeicherten Nummern und großen Tasten hilft, die Übersicht zu behalten. Eine Tagesstruktur gibt dem erkrankten Menschen die Möglichkeit, sich innerhalb des Tages zurechtzufinden. Tabletts mit Beschäftigungsmaterial sind eine Hilfestellung gegen die Langeweile.

Überforderung erlebt der demenziell erkrankte Mensch dann, wenn seine Umgebung mit vielen Sinnesreizen ausgestattet ist. Überlegungen, was wichtige Dinge im Leben des Pflegebedürftigen sind und was hinderlich für die Bewegungsfreiheit und Selbstbestimmung ist, sollten immer wieder angestellt werden. Die Beratungsstellen im Land geben hier gerne Auskunft.

3.5 Kongruente Kommunikation und emotionale Botschaften

Gerade bei Menschen, die ein herausforderndes Verhalten zeigen, ist die Kommunikation ein wichtiger Baustein, um Eskalationen zu verhindern. Die Verunsicherung bei Menschen mit Demenz ist hoch, aber in einer Konfliktsituation noch höher. Deshalb ist es wichtig, gut zuzuhören, um die Gefühle des Erkrankten zu verstehen. Die Gefühle zeigen Möglichkeiten auf, wie deeskaliert werden kann.

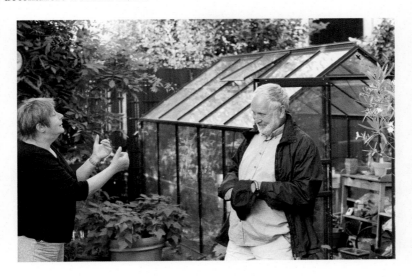

Beispiel

Herr L., 92 Jahre alt, ist empört, dass die Alltagsbegleitung ihn nicht zum versprochenen Sparziergang abgeholt hat. Er wettert: „Erst versprechen Sie alles, dann kommen Sie nicht. Immer werde ich vergessen und alle anderen werden besser behandelt." Wütend fuchtelt er mit seinem Gehstock herum. Es hilft nicht, wenn die Alltagsbegleiterin nun erklärt, warum sie nicht gekommen ist. Herr L. fühlt sich vernachlässigt und dieses Gefühl ist zu bedienen. Der Dialog könnte sein: „Ja, es ist ärgerlich, wenn versprochene Dinge nicht eingelöst werden. Dann fühlt man sich nicht wertgeschätzt."

Beispiel

Vielfach ignorieren Menschen, die den Alltag begleiten, wütende und aggressive Kommunikationswege. Das entschärft keineswegs den Konflikt, sondern feuert ihn noch an. Nun fühlt sich der demenziell erkrankte Mensch erst recht nicht ernst genommen. Bei unentwegtem Schimpfen und keiner Möglichkeit der Beruhigung hilft es, wenn man den Raum mit den Worten verlässt: „Ich bin jetzt auch ratlos und gehe. Ich denke, wir müssen uns jetzt beide beruhigen."

Drohende Gebärden oder ein Dagegensprechen helfen in keiner Weise, einen Konflikt zu entschärfen.

Eskalationsprävention

So umgehen Sie Eskalationen bei Menschen mit Demenz:

- Sprechen Sie den Menschen tagsüber immer wieder an.
- Nehmen Sie ihn ernst.
- Nehmen Sie das Gefühl wahr, das hinter dem Gesagten steht.
- Sagen Sie den Menschen, was Sie beobachten und sehen.
- Bieten Sie Lösungsvorschläge an.
- Engen Sie Ihr Gegenüber nicht ein.
- Zeigen Sie bei herausforderndem Verhalten Grenzen auf.

Tipp

Einfühlend kommunizieren heißt nicht:
nehmen, wegnehmen, vereinnahmen, in die Hand nehmen,
sondern:
  die Gefühle des anderen zulassen, ihn aussprechen lassen, sich auf ihn einlassen, seine Empfindungen gelten lassen, ihn dabei aber nicht zu verlassen.

Ganz wichtig ist es, daran zu denken, dass Sie eine erwachsene Person vor sich haben. Sprechen Sie in kurzen und einfachen Sätzen. Aufmerksamkeit stellt man her, indem man auf die Person zugeht, sie anschaut und mit einer warmen, nicht zu lauten Stimme redet. Niemand fühlt sich angesprochen, wenn aus einer großen Distanz gerufen wird oder nur der Rücken des sprechenden Pflegemitarbeitenden zu sehen ist.

Eine Hilfestellung für eine erfolgreiche Kommunikation ist die Biografie. Hier findet man die Schlüsselworte, die man braucht, um in Kontakt mit einem demenziell erkrankten Menschen zu kommen. Wertvoll sind auch Dialekte oder humoristische Einlagen.

Beispiel

Eine Mitarbeiterin beobachtet zwei Bewohnerinnen, die sich beim Mittagessen heftig streiten. Sie geht auf die beiden zu und stimmt das Lied „Im Frühtau zu Berge" an. Die Streitenden hören sofort auf zu wettern, schauen die Mitarbeiterin verstört an und eine von ihnen sagt: Spinnen Sie jetzt?" Die Mitarbeiterin lacht laut und entgegnet: „Mir war gerade so fröhlich zumute!" Das Mittagessen wird nun fortgesetzt und der Streit ist vergessen.

  Die Aufmerksamkeit auf sich und eine ungewöhnliche Aktion zu richten, ist oft eine gute Möglichkeit, um zu deeskalieren.

Kongruent in der Kommunikation zu sein, ist nicht immer ganz einfach. Ist man selbst nervös, möchte man dem Erkrankten oftmals das Bild von Professionalität vorspielen. Dies gelingt in der Regel nicht, da Menschen mit Demenz sehr einfühlsam sind. Sie erkennen das „Schauspiel". Auch eigene Empfindungen auf den Dementen zu übertragen, ist nicht hilfreich.

Beispiel

Frau G. hat einen Mann, der an Demenz erkrankt ist. Sie nimmt ihn zu einer Geburtstagsfeier mit. Den ganzen Abend steht sie unter Hochspannung. Beim Abschied sagt sie zu der Gastgeberin: „Er ist ein armer Kerl!". Die Gastgeberin betrachtet den Mann, der sich wohlfühlt und fragt: „Bist Du ein armer Kerl?" Der Mann mit Demenz schüttelt den Kopf und lacht. Hier hat eine klassische Übertragung stattgefunden. Nicht der Demente war ein „armer Kerl", sondern die Frau war ihrem eigenen Gefühl nach eine „arme Frau!"

3.6   Nonverbale Kommunikation

Oftmals setzt man bei Menschen mit Demenz, die nur noch begrenzte kognitive Fähigkeiten haben, auf das gesprochene Wort. Besser wäre es, nonverbale Gesten einzusetzen, die von vielen Dementen verstanden werden. Ein Winken mit der Hand, die Andeutung des Reibens der Hände, dass es nun ums Waschen geht, oder das Vormachen, wie der Löffel mit der Speise in den Mund geführt wird, ist eine gute Hilfestellung, wenn sprachliche Fähigkeiten ausfallen.

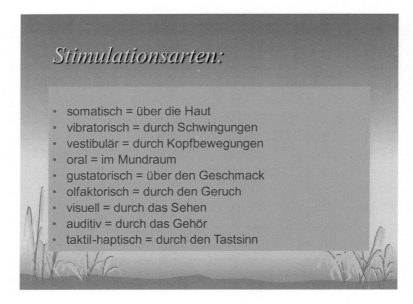

Stimulationsarten:

- somatisch = über die Haut
- vibratorisch = durch Schwingungen
- vestibulär = durch Kopfbewegungen
- oral = im Mundraum
- gustatorisch = über den Geschmack
- olfaktorisch = durch den Geruch
- visuell = durch das Sehen
- auditiv = durch das Gehör
- taktil-haptisch = durch den Tastsinn

Möglichkeiten bietet auch hier die basale Stimulation, die einen nonverbalen Zugang zu dem Erkrankten schafft. Durch Reize für die verschiedenen Sinnesorgane kann man mit dem demenziell erkrankten Menschen in Kontakt treten und kommunizieren. Das obige Schaubild zeigt, welche Sinnesorgane angesprochen werden können.

Es gibt etliche Möglichkeiten, durch nonverbale Kommunikation mit Menschen mit Demenz in Kontakt zu treten. Besonders bettlägerige Menschen brauchen diese besondere Ansprache, da sie in ihren sensorischen Möglichkeiten eingeschränkt sind. Vertraute Klänge, Einreibungen mit Lieblingscremes oder das Riechen des geliebten Pfannkuchens führen zur Aufmerksamkeit und zum Wohlbefinden. So wird herausforderndes Verhalten, wie lautes Rufen oder Jammern, minimiert.

Beispiel

Eine Mitarbeiterin aus der Pflege bereitet Herrn P. ein Wohlfühlbad zu. Das biografische Wissen zeigt ihr, welche Art von Musik und welche Gerüche Herr P. sehr mag. Sie richtet dem schwer erkrankten Dementen, der unentwegt laut: „Hilfe, Hilfe, Hilfe" ruft, ein Bad mit seinen Vorlieben her und Herr P. entspannt in der angenehmen Wärme des Wassers. Danach schläft Herr P. ruhig und zufrieden und alle genießen die Ruhe im Wohnbereich.

Kreativität und genaue Beobachtung konnten hier zugunsten der anderen Personen im Wohnbereich helfen.

3.7   Konfliktsituationen gewaltfrei lösen

Das beste Mittel, um eine Konfliktsituation zu lösen, ist, sie gar nicht erst entstehen zu lassen. Oft kann man schon im Vorfeld erkennen, ob sich ein Streit anbahnt. Mitarbeitende haben nun die Aufgabe zu entscheiden, ob dies eine Auseinandersetzung zwischen gleichstarken Menschen ist, die einfach mal „Luft ablassen" müssen, oder ob sie eingreifen müssen. Auch eine Pflegeeinrichtung ist kein Ort, an dem nur Harmonie herrscht. Unterschiedliche Charaktere führen zu Meinungsverschiedenheiten und Auseinandersetzungen. Aber nicht immer müssen sich Mitarbeitende einmischen.

In Pflegeeinrichtungen ist der Aufenthaltsraum oder die Cafeteria ein Wohnumfeld, in dem Menschen aufeinandertreffen, die sich in einem früheren Leben nicht getroffen hätten. Deshalb ist hier die Tischordnung ein immerwährender Konfliktherd. Es hilft, wenn es einen Mitarbeitenden gibt, der hier zuständig und ansprechbar ist. Tischgemeinschaften werden so aufeinander abgestimmt und geändert, wenn es die Situation erfordert.

Beispiel

Frau Z., 75 Jahre alt und mit wenigen kognitiven Einschränkungen, fühlt sich an keinem Tisch im Speisesaal wohl. Bei jeder Mahlzeit sucht sie sich zum Ärger der anderen einen neuen Sitzplatz. Eine Servicemitarbeiterin, die im Essensbereich tätig ist, spricht mit Frau Z. Die Bewohnerin klagt: „Die Leute an den Tischen sind alle so alt, da kann man sich überhaupt nicht unterhalten. Außerdem ist es zum Teil ekelig, wie sie essen!" Die Mitarbeiterin hat eine gute Idee. Sie findet für Frau Z. einen Platz an einem Tisch, wo ein anderer Mitarbeiter des Hauses sein Essen einnimmt. Frau Z. freut sich und ist nun zufrieden.

Konflikte gewaltfrei zu lösen heißt oftmals auch, keine Partei ergreifen. Das ist möglich, wenn die Bedürfnisse von Menschen mit Demenz berücksichtigt werden.

Beispiel

Herr U., 86 Jahre alt, ist naturverbunden. Vor dem Mittagessen geht eine Pflegefachkraft mit dem Bewohner zehn Minuten durch den Garten. Dann ist Herr U. zufrieden und kann das Mittagessen ohne Schimpfen genießen.

Bedürfnisse erfüllen, ansprechbar sein und Konflikte erkennen, bevor sie entstehen, ist das Handwerkszeug zu einem friedlichen Miteinander.

Weitere Hilfestellungen

Auch das hilft:

- Bewegungsraum schaffen, Enge meiden
- Nicht laut sprechen oder rufen
- Langsam, in kurzen Sätzen reden
- Mit tiefer, ruhiger Stimme sprechen
- Für Ruhe sorgen, Hektik ausschalten
- Betroffene in Entscheidungen mit einbeziehen
- Wahrnehmung dementer Menschen bestätigen
- Rituale für Kontakt entwickeln
- Singen, beten, Gedichte sprechen
- Biografische Daten in Kontakt und Kommunikation mit einbeziehen

3.8 Soziale Kompetenzen berücksichtigen und nutzen

Nicht mehr dazuzugehören, keine Aufgabe mehr zu haben und wegge-schickt zu werden, sind häufig auch Frustrationen, die zu herausforderndem Verhalten führen. Mit der Diagnose „Demenz" wird oft verbunden, dass der betroffene Mensch nichts mehr kann. Dies führt zu einem Leben, das für Erkrankte sinnlos wird, da sie sich wertlos fühlen. Wie viel schöner ist es, die noch vorhandenen Ressourcen im Alltag einsetzen zu können.

> **Tipp**
> - Der Film „Einfach Alltag" spielt in einer Berliner Wohngemeinschaft, in der jeder gebraucht wird. In der Wohngemeinschaft leben ausschließlich Menschen mit Demenz und jeder hat dort seine Aufgabe:
> - Herr J. ist für den Müll zuständig, er erklärt der Auszubildenden, wie der Müll getrennt wird.
> - Frau spielt Mundharmonika und unterstützt das gemeinsame Singen.
> - Frau I. hilft bei der Zubereitung der Mahlzeiten.
> - Frau S. bügelt Geschirrtücher.
> - Herr W. gießt die Blumen.

Auch in den Wohnbereichen der Pflegeeinrichtungen können solche kleinen Schritte des Miteinanders verwirklicht werden, da sie große Schritte in der Minimierung des herausfordernden Verhaltens sind. Mitarbeitende müssen umdenken, den Wert der Ressourcen ihrer Anvertrauten erkennen und nutzen. So entsteht Gemeinschaft und die Krankheit Demenz verliert ihren Schrecken.

4

Handeln in und nach gewaltvollen Situationen

4.1 Menschen mit Demenz

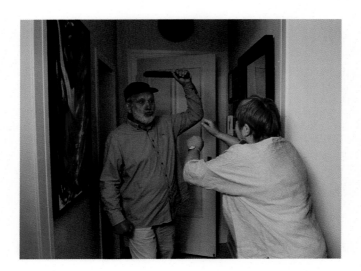

Reaktionen in gewaltvollen Situationen

Ist die Situation gewaltvoll, ist es wichtig, dass es ausreichend Abstand zwischen den Mitarbeitenden und den Bewohnenden gibt. Denken Sie an Fluchtmöglichkeiten und lassen Sie den Angreifer nicht aus dem Auge. Wehren Sie

© Der/die Autor(en), exklusiv lizenziert an Springer-Verlag GmbH, DE, ein Teil von
Springer Nature 2024
M. Pigorsch, *Demenz: Herausforderndes Verhalten verstehen*,
https://doi.org/10.1007/978-3-662-70023-5_4

den Angriff mit einem Stock oder sonstigen Gegenständen ab. Sie dürfen sich selbst schützen. Setzen Sie klare Botschaften:

- „Unterlassen Sie das!"
- „Keinen Schritt weiter!"
- „Ich gehe jetzt!"
- „Stopp!"

Beispiel

Herr L., 91 Jahre alt und demenziell verändert, kann nicht akzeptieren, dass er Hilfe beim Anziehen braucht. Die Pflegefachkraft versucht immer wieder, Herrn L. zu überreden, sich helfen zu lassen. Durch die vielen Worte wird nun Herr L. böse und versucht, die Pflegefachkraft zu schlagen. Der Mitarbeiter ruft: „Stopp, Herr L., keinen Schritt weiter. Ich lasse Sie jetzt allein und komme erst wieder, wenn Sie sich beruhigt haben."

Wichtige Impulse hinsichtlich gewaltvoller Situationen

- Schützen Sie sich und andere Menschen, wenn diese involviert sind.
- Denken Sie daran: In der Regel sind Sie nicht gemeint, der Mensch mit Demenz fühlt sich hilflos, überfordert und hat Angst.
- Beruhigen Sie den aufgebrachten Menschen, lenken Sie ihn ab. Ebenso ist hilfreich, die Aufmerksamkeit durch Singen oder ein lautes Rufen: „Ho, Ho!" auf sich zu lenken. Durch diese Verunsicherung vergisst der demenziell veränderte Mensch ggf. sein Vorhaben.
- Informieren Sie unverzüglich die Leitung oder im Nachtdienst bei körperlichen Übergriffen die Polizei.

4.2   Menschen, die kognitiv erreichbar sind

Bewahren Sie in der gewaltvollen Situation Ruhe. Gehen Sie keinen Machtkampf ein, hören Sie zu, was gesagt wird. Versuchen Sie, das Anliegen zu verstehen. Bieten Sie Kompromisse an. Achten Sie auf Ihre Körperhaltung. Sie sollte nicht bedrohlich, ermahnend oder abwertend sein. Bedenken Sie: Sie haben kein Kind vor sich.

Beispiel

Frau K., 89 Jahre, ist wütend. Sie hat einen Stock in der Hand und bedroht die Alltagsbegleiterin und andere Menschen der Pflegeeinrichtung, die sich auf dem Flur befinden. Nach einem Krankenhausaufenthalt hat sie festgestellt, dass Mitarbeitende ihre Marmeladentöpfchen, die sie versteckt hatte, entsorgt haben. Sie ist empört und schreit: „Das ist Hausfriedensbruch, man kann den Menschen nicht alles wegnehmen. Wer macht denn so was?" Die Alltagsbegleiterin bestätigt, dass dieses Verhalten ungehörig ist, schickt die „Zuschauer" in den Aufenthaltsraum und bietet Frau K an, neue Marmeladentöpfchen zu besorgen. Frau K. überlegt, nimmt den Stock runter und geht mit der Mitarbeiterin in die Küche.

Wichtige Fragen, um die Situation einzuschätzen

- Was wissen Sie über den aggressiven Menschen?
- Über welche körperlichen Stärken verfügt er?
- Sind andere Personen zu schützen?
- Gibt es einen Weg, die Situation zu beenden?
- Brauchen Sie Hilfe?

Beispiel

Herr P., 82 Jahre alt, fasst die Mitarbeiterin fest an der Brust. Diese beschwert sich und sagt: „Herr P. stellen Sie sich vor, ich wäre Ihre Enkeltochter." Herr P. schämt sich und sagt: „Entschuldigung, ich mache es nicht wieder."

Auch hier gibt die Biografie viele Anhaltspunkte, welche Wertvorstellungen die Menschen in einer Pflegeeinrichtung haben. Diese können Sie einsetzen, um zu intervenieren.

Selbstwirksamkeit

Kontrollieren Sie sich selbst:

- Lassen Sie sich nicht provozieren.
- Versuchen Sie, ruhig zu atmen.
- Ihre Stimme sollte ruhig und tief klingen.
- Ihre Körperhaltung sollte aufrecht und entspannt sein.
- Kontrollieren Sie die Situation und nicht den Erkrankten.
- Holen Sie Hilfe.

Verlassen Sie das Zimmer, wenn Sie beschimpft oder bedroht werden. Machen Sie dem Gegenüber klar, dass sein Verhalten inakzeptabel ist. Hier ist ebenfalls wichtig, das Team und die Leitung innerhalb des Hauses zu informieren. Ein späteres Gespräch, was gut vorbereitet sein sollte, wird dem „Täter" noch einmal klarmachen, dass ein solches Verhalten zur Kündigung des Pflegeplatzes führen kann.

5

Psychohygiene

Immer wieder verlassen engagierte Arbeitskräfte Pflegeeinrichtungen. Oftmals haben sie das Gefühl, von ihren Leitungen allein gelassen zu werden, oder ihnen wurde nach einer gewaltvollen Situation unprofessionelles Verhalten unterstellt. Es ist wichtig, gewaltsame Situationen in der Pflege und Betreuung aufzuarbeiten und nach kreativen Lösungen zu suchen.

Mitarbeitenden kommt auch die Aufgabe zu, ihre eigene Belastbarkeit zu steigern und sich nicht selbst zu überfordern. Die Arbeit mit demenziell erkrankten Menschen fordert die ganze Person. Gibt es zu viele andere Nebenschauplätze, wie die Versorgung der alt gewordenen Eltern, die Unterstützung eines psychischen erkrankten Angehörigen, eine Scheidung und andere Krisensituationen, ist es hilfreich, mit der Leitung der Einrichtung zu sprechen, um eine kreative Lösung zu finden.

> Überschätzen Sie sich nicht selbst!

> **Tipp**
>
> Hilfreiche Tipps in solchen Situationen sind:
>
> - Steuern Sie negativen Gedanken bewusst mit positiven Gedanken entgegen.
> - Suchen Sie sich ein Umfeld aus optimistischen Mitmenschen, die Ihre positive Einstellung verstärken.
> - Konzentrieren Sie sich auf Ihre Erfolge statt auf Misserfolge.

© Der/die Autor(en), exklusiv lizenziert an Springer-Verlag GmbH, DE, ein Teil von
Springer Nature 2024
M. Pigorsch, *Demenz: Herausforderndes Verhalten verstehen*,
https://doi.org/10.1007/978-3-662-70023-5_5

- Lernen Sie, gelassen mit Frust umzugehen, indem Sie negative Dinge nicht so hoch gewichten.
- Seien Sie dankbar, lernen Sie, die kleinen Dinge zu schätzen.
- Setzen Sie sich erreichbare Ziele.

Überlegen Sie zudem, mit welchen Menschen Sie gerne zusammen sind. Tiere können hier ebenfalls ein Anker sein, der bei Alltagsstress hilft.

Finden Sie Ihre eigenen Regenerationsmöglichkeiten (z. B. Natur, Malen oder autogenes Training). So steigern Sie Ihre Resilienz und sind besser geschützt vor Belastungen.

Resilienz stärken

Sie steigern Ihre Resilienz, indem Sie...

- Stärken und Schwächen bewusst wahrnehmen und Ressourcen nutzen.
- eigene Handlungsspielräume erkennen.
- Ihre Komfortzone erweitern.
- eigene Grenzen kennen und wahrnehmen.
- eigene Kompetenzen spür- und erlebbar machen.
- bevorstehende Krisen überwinden.
- Selbstvertrauen durch Erfahrung stärken.
- sorgsam mit den eigenen Kraftreserven umgehen.

Abschließende Gedanken

Jeder kennt in der Regel einen Menschen, der an Demenz erkrankt ist. Sprachlosigkeit und Angst verhindern oft das gemeinsame Gespräch. *„Der ist an Demenz erkrankt, mit dem kann man ja nicht mehr sprechen! Es lohnt sich nicht mehr!"*

Aber weiterhin am Leben teilnehmen zu können, ist für Menschen mit Demenz überlebenswichtig. Deshalb lohnt eine Auseinandersetzung mit der Krankheit und die Integration in den Alltag. Der Mensch ist nicht nur Verstand und Logik, er besteht auch aus Gefühlen, Hoffnungen und Bedürfnissen. Für mich waren die schönsten Erlebnisse mit demenziell erkrankten Menschen, wenn Bedürfnisse erfüllt wurden und sie aus vollem Herzen gelacht oder sich gefreut haben. Es ist mit der kindlichen Freude zu vergleichen, die wir als Erwachsene manchmal verloren haben. Diese Momente haben mich tief in meiner Seele berührt.

Schaffen Sie diese Momente für den betroffenen Menschen und für sich.

Monika Pigorsch

Zum Schluss

Achte auf Deine GedankenDenn sie werden Worte.
Achte auf Deine Worte
Denn sie werden Handlungen.
Achte auf Deine Handlungen
Denn sie werden zur Gewohnheit.
Achte auf Deine Gewohnheiten
Denn sie werden zu Deinem Charakter.
Achte auf Deinen Charakter
Denn er wird Dein Schicksal.

Aus dem Talmud

M. Pigorsch, *Demenz: Herausforderndes Verhalten verstehen*,
https://doi.org/10.1007/978-3-662-70023-5

Literatur

Agronin M. E. (2013) Psychotherapie mit älteren Menschen, Junfermann Verlag

Böhm, E. (2009) Psychobiografisches Pflegemodell nach Böhm. Band 1. Maudrich-Verlag. 5. Auflage

Böhm, E. (2009) Psychobiografisches Pflegemodell nach Böhm. Band 2. Maudrich-Verlag. 4. Auflage

Bojak B. (2001) Gewaltprävention. Urban & Fischer Verlag

Davenport G. M. (2009) „Giftige" Alte: Schwierige alte Menschen verstehen und konstruktiv mit ihnen umgehen. 1. Auflage. Huber

Expertenstandard Beziehungsgestaltung (2018) in der Pflege von Menschen mit Demenz, Deutsches Netzwerk für Qualitätsentwicklung in der Pflege

Einfach Alltag (2016) Personenzentrierte Pflege in der Praxis. Demenz Support Stuttgart. Mabuse-Verlag. 2. Auflage (DVD)

Feil N. (2001) Validation in Anwendungen und Beispielen. Ernst Reinhard Verlag. 3. Auflage

Fercher P., Sramek G. (2014) Brücken in die Welt der Demenz. Validation im Alltag. Ernst Reinhardt Verlag, 2. Auflage

Förster J. (2024) Interview in Psychologie heute, Buch „Was das Haben mit dem Sein macht!" Pattloch Verlag. In Report Psychologie S. 2–4

Galtung, J. (2007) Frieden mit friedlichen Mitteln: Friede und Konflikt, Entwicklung und Kultur. agenda Verlag

Henke, F. (2023) SIS-Planungshilfe. Kohlhammer Verlag. 3. Auflage

Höwler, E. (2008) Herausforderndes Verhalten bei Menschen mit Demenz. Erleben und Strategien Pflegender. Pflegepraxis. Kohlhammer Verlag. 1. Auflage

Holler I. (2016) Trainingsbuch Gewaltfreie Kommunikation. Junfermann Verlag

Külz, A. K., Vorderholzer, U. (2018) Pathologisches Horten. Hogrefe Verlag. 1. Auflage

© Der/die Herausgeber bzw. der/die Autor(en), exklusiv lizenziert an Springer-Verlag GmbH, DE, ein Teil von Springer Nature 2024
M. Pigorsch, *Demenz: Herausforderndes Verhalten verstehen*,
https://doi.org/10.1007/978-3-662-70023-5

Lauterbach, K. (2023) Studie zur Zufriedenheit im Job: Pflegekräfte wollen eine angemessene Bezahlung, mehr Kolleginnen und Kollegen und digitale Entlastung (Bundesministerium für Gesundheit, Prof. Karl Lauterbach)

Müller-Hergl, C. (2005) Demenz. Der personenzentrierte Ansatz im Umgang mit verwirrten Menschen. Deutschsprachige Ausgabe. Verlag Hans Huber, 4. Auflage

Robert Koch-Institut, Gesundheitsberichterstattung (2008) des Bundes Heft 42

Schulz von Thun, F. (1981) Miteinander reden 1. Rowohlt Verlag GmbH

Sears, M. (2012) Gewaltfreie Kommunikation im Gesundheitswesen. Junfermann Verlag

Technische Universität München (2012) Nebendiagnose Demenz im Akutkrankenhaus. Einsatzpotenziale innovativer Licht-, Kommunikations- und Planungstechnologien für eine alters- und demenzsensible Architektur

Urselmann, H. (2013) Schreien und Rufen. Herausforderndes Verhalten bei Menschen mit Demenz. Huber Verlag, 1. Auflage

Vorderholzer, U. (2021) MMW Fortschritt Med. „Horten ist eine total verheimlichte Erkrankung" 163 (4)

Welter Enderlin R., Hildenbrand B. (2012) Resilienz - Gedeihen trotz widriger Umstände. Carl-Auer Verlag. 4. Auflage

Wirsing K. (2000) Psychologisches Grundwissen für Altenpflegeberufe. Beltz Verlag. 5. Auflage

Wojnar, J. (2014) Die Welt der Demenzkranken: Leben im Augenblick (Altenpflege). Vincenz Verlag, 1. Auflage

Printed in the United States
by Baker & Taylor Publisher Services